住院医师临床常用技能指导手册

主编

刘中民 陈 迟

科学出版社

北京

内 容 简 介

　　本书涵盖体格检查、内科、外科、妇产科、急诊科、护理六个部分五十余项住院医师临床常用操作技能课程的授课,侧重临床技能操作流程的规范化教学,用于指导住院医师规范地进行临床技能操作。另外,本书所有章节内容均配有操作用物图片,一方面让住院医师能够直观地了解每项操作标准的用物准备情况,另一方面带教老师、科教管理人员、临床技能中心管理人员可以此为参照进行培训前的用物准备。为方便管理人员进行培训前的用物准备和培训后的用物清点,附录特别附上临床常用穿刺包清单及图片。

　　本书适合住院医师、在校医学生阅读,也可供医院临床一线带教老师、科教管理人员、临床技能中心管理人员参考使用。

图书在版编目(CIP)数据

　　住院医师临床常用技能指导手册 / 刘中民,陈迟主编. --北京:科学出版社,2018.6
　　ISBN 978-7-03-057685-9

　　Ⅰ.①住… Ⅱ.①刘…②陈… Ⅲ.①临床医学－手册 Ⅳ.①R4-62

　　中国版本图书馆CIP数据核字(2018)第122801号

责任编辑:闵　捷
责任印制:谭宏宇 / 封面设计:殷　靓

科学出版社 出版
北京东黄城根北街16号
邮政编码:100717
http:// www.sciencep.com
南京展望文化发展有限公司排版
上海时友数码图文设计制作有限公司印刷
科学出版社发行　各地新华书店经销

＊

2018年6月第 一 版　开本:787×1092　1/32
2024年8月第十三次印刷　印张:7
字数:186 000
定价:48.00元
(如有印装质量问题,我社负责调换)

《住院医师临床常用技能指导手册》
编辑委员会

主　编

刘中民　陈　迟

副主编

徐增光　罗　茜　雷　蕾　刘雁冰　朱晓强

编　委

（按姓氏首字母顺序排列）

鲍　欢	巢　黔	陈　迟	陈爱娜	丁涵之
丁震敏	高　玮	高彩萍	顾　霞	过欣来
胡晔东	季晟超	贾新颜	姜　虹	康宝丽
雷　蕾	李　昕	李　栩	李容炳	刘　杨
刘雁冰	刘中民	陆　静	陆　军	陆慧红
罗　茜	麻　彬	马　敏	孟　玮	倪　荔
戎艳鸣	邵　钦	沈　彬	沈　瑶	沈冬威
沈莉敏	孙克萍	孙晓靓	唐伦先	童雯雯
汪进益	王国增	温晓飞	忻元峰	徐　斐
徐增光	杨　洁	杨　甄	杨永康	叶　彤
于　萍	翟桂香	张　路	赵正楣	钟　岚
朱晓强	朱亚琴			

前　言

　　作为一个从医二十余年的内科医生来说，我深知年轻医师和护士成长的不易，必须经历种种苦痛和磨难，方能成为一个合格乃至优秀的医务人员。其中最难的一段时间，莫过于刚刚离开校园，成为医院正式员工，开始职业生涯的那个阶段。

　　回想当年，刚涉足临床，年轻稚嫩，经验值近乎零，通过带教老师言传身教以及自己在临床上摸爬滚打，一点点变得成熟。但总有一个问题困扰我们，那就是"纸上得来终觉浅，绝知此事要躬行"，学校里学到的知识和技能无法即刻转化为临床行动力，必须在实践中获得更深的体会才能最终内化为本身的经验，但临床不可能为我们每一个人提供所需的一切操作机会，如高风险的深静脉穿刺往往轮不到新手去做，不去麻醉科轮转几乎没有机会给患者气管插管，心肺复苏需要在濒死的患者身上实施，等等。这样一来，虽然临床实践为我们的学习提供了主要的平台，但资源的不可预测性及随机性，使临床学习效果大部分取决于机会，若没有遇到某种疾病或进行某项操作，对于这方面知识技能的掌握就变得困难。

　　一转眼，我们进入了新的时代，信息技术为全世界带来了前所未有的变革，医学教育也因此发生了巨大变化。在线教育、翻转课堂、混合式教学，各种新型教学手段层出不穷，更有趣、更高效，让人受益匪浅。在这股新的浪潮中，上海市东方医院的师资团队勇做弄潮儿，尝试对医学教育进行革新。大约在7年前，东方医院十几个热心于教学的临床医护人员对低年资住院医师的临床技能水平进行了评估，结果不尽如人意。巨大的担忧，使这些老师不约而同地走上了同一条道路，那就是要运用先进教学方法，迅速帮助年轻医师获得必需的岗位胜任能力，我们首先将目光落在医务人员常规的技能操作上，计划对住院医师开展一系列规范的操作技能培训，但市面上找不到一本适合的教材，于是，本书应运而生，而且每年都要更新，经过数年改编和打磨，质量不断提高，现向更大的范围推出，希望能惠及更多人。

本书中罗列了体格检查、内科、外科、妇产科、急诊科、护理六个部分五十余项医务人员临床常用的操作技能，操作步骤简明扼要，一目了然，为在校学生、住院医师、临床医护人员提供了实用的临床操作指南。章节中还配有操作用物图片，供读者直观地了解每项操作的标准用物，也可为教学人员实训准备工作提供方便快捷的参考。

临床带教老师可利用本书开展新型培训模式。例如，我院在对规范化培训的住院医师开展的系列基本技能培训课程中，采用了混合式教学模式，第一步，将本书作为教材和临床实践指南分发给学生阅读；第二步，上网浏览相关视频进行在线学习；第三步，进入医院模拟医学教育研究发展中心接受模拟训练和考核。

医学不断发展，教学不断进步，作为同时身兼世界上最伟大的两个职业的人——医生和教师，我们有责任、有义务为年轻一辈的成长殚精竭虑、呕心沥血，本书凝集了东方医院众多医务人员和管理人员的心血，希望读者能将其作为一本工具书，指导规范的临床操作，为患者带来更安全、更优质的医疗服务。

陈 迟

2018年3月

目　录

外科

妇产科

急诊科

护理

附录　临床常用穿刺包清单

体格检查

一般情况和头颈部体格检查

目的

进行一般情况和头颈部体格检查,评估患者的健康状态。

适应证

所有有检查需要的患者。

用物准备

口罩、帽子、体温表、血压计、听诊器、手表或秒表、手电筒、压舌板、棉签。

操作前准备

自我介绍,核对患者信息,与患者简单交流,视诊观察性别、年龄、发育、营养状态、意识状态、面容表情、体位姿势、步态等。

操作步骤

1. 生命体征

(1) 测腋温:10 min 拿起体温计,将汞柱甩到35℃以下,将体温计头端置于患者左腋窝深处,嘱患者夹紧腋窝。

(2) 触诊右桡动脉:30 s,计数脉搏频率,然后触诊双侧桡动脉,对比双侧桡动脉搏动是否对称。

(3) 观察呼吸频率:利用触诊双侧桡动脉的30 s,观察胸廓起伏,计数呼吸频率。

(4) 测右上肢血压:环境安静,取坐位或卧位,受检者暴露右

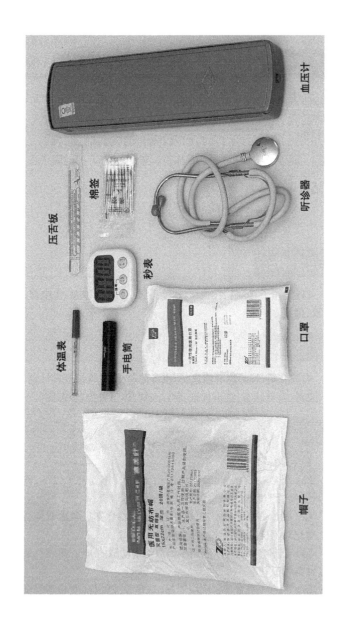

血压计

听诊器

压舌板

棉签

秒表

体温表

手电筒

口罩

帽子

上肢,保持与心脏、血压计持平状态,将气袖均匀紧贴皮肤缠于上臂,松紧以能伸入一指为宜,其下缘在肘窝上约2.5 cm,气袖之中央位于肱动脉表面。检查者触及肱动脉搏动后,将听诊器体件置于搏动上准备听诊。然后,向袖带内充气,边充气边听诊,待肱动脉搏动消失,再升高30 mmHg后,缓慢放气(2～6 mmHg/s),双眼平视汞柱表面,根据听诊结果读出血压值。注意测量2次,间隔1 min,取平均值作为患者血压值。

2. 头部检查

(1)头颅与毛发:一看(头颅外形)、二分(头发、头皮)、三压痛(触诊全头颅压痛)。

(2)外眼:患者平视,观察眼睑、眼裂、角膜、瞳孔;患者上视,翻转下眼睑,观察下睑结膜、球结膜、巩膜、触诊泪囊;患者下视,翻转上眼睑,观察上睑结膜、球结膜、巩膜。

1)眼球运动:食指置于受检者眼前30～40 cm处,嘱患者固定头位,眼球随目标方向移动,一般按左→左上→左下,右→右上→右下6个方向的顺序进行。

2)眼球反射:① 直接对光反射,手电筒光源直接照射瞳孔;② 间接对光反射,一手遮挡光源,另一手拿手电筒照射一侧瞳孔,观察另一侧变化;③ 辐辏反射,嘱患者注视1 m以外的食指尖,然后将食指尖逐渐以匀速慢速移动近眼球,观察双眼球有无内聚;④ 调节反射,嘱患者注视1 m以外的食指尖,然后将食指尖逐渐以匀速快速移动近眼球,观察双侧瞳孔变化。

(3)耳:一拉(耳郭)、二照(外耳道)、三触(乳突)、四测听。患者闭目并掩一侧耳朵,检查者持手表或以拇指与食指相互摩擦,自1 m外由远及近将声源移动至被检者耳部,直到受检者听到声音为止,测量距离。

(4)鼻:一看(鼻外形、鼻前庭、鼻中隔)、二触(鼻窦)。

(5)口:用压舌板、手电筒观察唇、颊黏膜、齿、舌、扁桃腺、咽。

3. 颈部检查

(1)检查与运动如前屈、后仰、左右转颈、绕颈、耸肩,有无抵抗。

(2)观察颈静脉有无怒张,触诊颈动脉搏动。

（3）气管：三指法即食指与无名指分别置于两侧胸锁关节上，中指置于气管上，观察患者中指是否在食指与无名指中间位置。

（4）甲状腺

1）视诊：受检者头部轻度后仰，从正面及侧面观察甲状腺外形，嘱受检者做吞咽动作。

2）触诊：包括峡部和两侧叶。① 甲状腺峡部：站于受检者前面用拇指或站于受检者后面用食指、中指从胸骨上切迹向上触摸，受检者做吞咽动作，判断气管前软组织有无增厚。② 甲状腺侧叶检查分前位和后位两种。前位检查法：检查者立于受检者前方，右手拇指施压于受检者甲状腺左叶，将其向气管方向推向对侧，左手食指、中指在右侧胸锁乳突肌后缘向前推挤甲状腺右叶，左手拇指在胸锁乳突肌前缘触诊甲状腺右叶。再进行甲状腺左叶的触诊检查。后位检查时，用食指与中指进行滑动触诊，方法类似于前位法。

4. 淋巴结检查　视诊注意局部皮肤征象（是否隆起、颜色、皮疹、瘢痕、瘘管等）。触诊检查者将食、中、无名三指并拢，其指腹放于被检查部位的皮肤上进行滑动触诊，由浅及深，多方向触诊。

（1）头颈部：按耳前、耳后、枕后、颌下、颏下、颈前、颈后、锁骨上顺序进行。

（2）腋窝部：按腋尖群、中央群、胸肌群、肩胛下群和外侧群顺序进行。

（3）滑车上淋巴结。

（4）腹股沟淋巴结：按上群、下群顺序进行。

注意事项及操作要点

（1）动作熟练、手法标准，注意患者隐私保护。

（2）左手触诊右侧，右手触诊左侧的对应手原则，禁止双侧同时触诊颈动脉搏动或颈部淋巴结。

（李栅）

材料对照彩图

心脏体格检查

目的

初步判定有无心脏病,了解其病因、性质、部位、程度。

适应证

所有患者。

用物准备

口罩、帽子、听诊器、直尺、记号笔。

操作步骤

1. 心脏视诊

(1)3个内容:心前区隆起与凹陷,心尖搏动,心前区异常搏动。

(2)手法:视线与胸廓同高,切线位置观察心前区隆起及心尖搏动;俯视观察心前区异常搏动。

2. 心脏触诊

(1)4个内容:心尖搏动,心前区搏动,震颤,心包摩擦感。

(2)手法:先手掌后指腹触诊心尖搏动;右手小鱼际触诊震颤;心包摩擦感需特殊体位。

(3)心尖搏动范围的测量:平行于肋间隙。

3. 心脏叩诊

(1)2个内容:左侧锁骨中线距离前正中线的测量,心脏浊音界的测量。

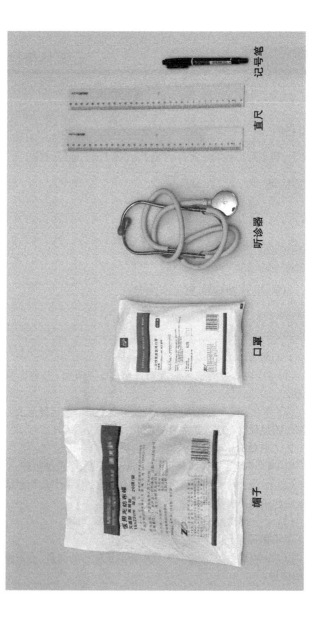

记号笔　直尺　听诊器　口罩　帽子

（2）手法

1）左侧锁骨中线距离前正中线的测量：取左锁骨的胸骨端和肩峰端连线中点，测量与前正中线间的距离。

2）心脏浊音界的测量：先左后右、从下至上、由外向内（数清肋间隙，叩击力度为左轻右重，板指平行肋间，每次移动距离小于0.5 cm），左侧自心尖搏动外2～3 cm开始，右侧先叩肝上界，左右均向上叩至第二肋间，分别标记并测量。

4. 心脏听诊

（1）6个内容（二律四音）：心率、心律、心音、额外心音、杂音、心包摩擦音。

（2）手法：5个瓣膜区，顺序为逆时针方向，数心率应超过1 min。

（1）环境安静，操作者全神贯注，受检者仰卧位或坐位，充分暴露胸部，光线最好来源于左侧。

（2）顺序为视诊、触诊、叩诊、听诊。

（3）以规范的检查手法，进行系统、全面、细致的检查。

（4）认真做好记录，以便全面分析。

（于萍）

材料对照彩图

胸部体格检查

目的

通过胸部体格检查发现肺部疾病。

适应证

胸部疾病的检查。

用物准备

口罩、帽子、听诊器、血压计。

操作步骤

1. 视诊

(1) 胸部：胸部皮肤是否完整；肋间隙有无膨隆或凹陷；有无三凹征；胸壁皮肤有无皮疹、瘢痕及蜘蛛痣，胸壁静脉是否曲张；胸廓外形是否对称，有无畸形。

(2) 两侧乳房、乳头的位置：双侧乳房是否对称，有无局部隆起或凹陷，双侧乳头是否平齐，有无凹陷及溢液。

(3) 呼吸运动：是否对称；胸式或腹式呼吸。

(4) 呼吸频率：计数 1 min，正常为 12～20 次/分。

(5) 呼吸节律：是否均匀、规整。

2. 触诊

(1) 触压胸廓：胸廓的弹性、皮下气肿、胸壁压痛、胸骨压痛。

(2) 检查胸廓扩张度：检查者双手置于受检者胸廓前下侧部，双拇指分别沿两侧肋缘指向剑突，观察双侧呼吸动度是否对称。

(3) 触诊胸部的语音震颤：嘱患者用同样强度重复拉长音发

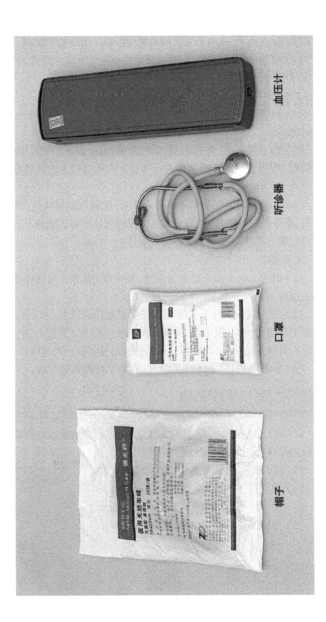

血压计　　听诊器　　口罩　　帽子

"yi"音,自上而下、从内到外比较两侧相同部位语颤是否相同。

（4）触诊胸膜摩擦感：双手指腹紧贴前胸壁下前外侧壁,嘱患者深呼吸进行触诊。

3. 叩诊

（1）检查胸部叩诊音分布：先胸后背,自上而下,自内向外,左右对比。

（2）肺下界叩诊：先叩右侧、后叩左侧,自上而下沿锁骨中线、腋中线、肩胛下角线各垂直线进行叩诊。在垂直线上由清音变为实音处,即为该垂直线上的肺下界。

（3）肺下界移动度：嘱患者平静呼吸,深吸气后屏住气,平静呼吸,深呼气后屏住气,此深吸气后与深呼气后所标记的肺下界差距即为肺下界移动度。正常移动范围是$6 \sim 8$ cm。

4. 听诊

（1）肺部：自上而下沿锁骨中线、腋中线、肩胛下角线各垂直线上进行上、中、下部左右对称部位听诊。

（2）语音共振：嘱患者用同样强度重复拉长音发"yi"音,自上而下沿锁骨中线、腋中线、肩胛下角线各垂直线上进行上、中、下部左右对称部位听诊,比较两侧相同部位语音共振是否相同。

（3）胸膜摩擦音：嘱患者深吸气,在前下外侧胸壁听诊。

注意事项及操作要点

（1）保证检查室温度合适、光线充足,可以视病情或检查需要采取坐位或卧位,注意人文关怀。

（2）需注意尽可能暴露受检者的全部胸廓。

（3）视诊需注意前后侧胸壁均要观察到。

（4）叩诊肺下界移动度需注意标记和测量。

（5）做胸部体格检查一定要注意双侧对比。

（张路）

材料对照彩图

腹部体格检查

目的

了解腹部检查是全身体格检查的一个重要部分,掌握腹部检查的内容、方法、步骤及临床意义。

适应证

需要进行腹部检查的患者。

用物准备

口罩、帽子、血压计、听诊器。

体位准备

1. 受检者　排空膀胱,低枕仰卧位,双手置两侧,腹部充分暴露(从乳房至耻骨联合)。

2. 检查者　站于受检者右侧。

操作步骤

1. 视诊

(1)腹部的体表标志及分区表述并能在腹部指点:肋弓下缘、腹上角、腹中线、腹直肌外缘,髂前上棘、腹股沟、脐及分区(4区分法、9区分法)。

(2)视诊方法:检查者视线与受检者腹平面同水平,自侧面切线方向观察,再提高视线自上而下视诊全腹。

(3)视诊主要内容:腹部外形、呼吸运动、腹壁静脉、胃肠型和

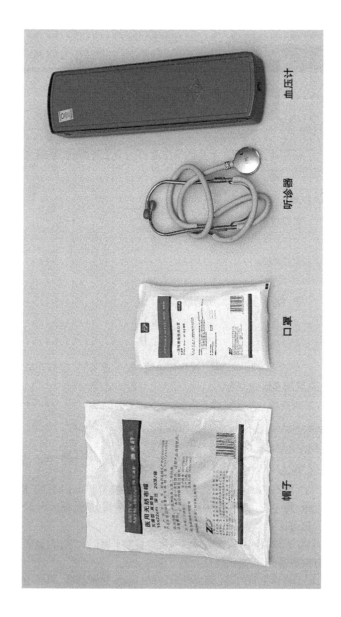

血压计　　听诊器　　口罩　　帽子

蠕动波、腹壁其他情况。

2. 听诊

（1）听诊方法：脐周或右下腹听肠鸣音，全面听诊腹部各区。

（2）血管杂音：动脉和静脉血管杂音，分别听诊腹主动脉、双侧肾动脉、双侧髂动脉、双侧股动脉等各处杂音。

3. 触诊

（1）触诊手法、顺序

1）先以全手掌放于腹壁上，使患者适应片刻，感受腹壁紧张程度，然后以轻柔动作开始触诊。

2）从左下腹开始（或从不痛处开始）沿逆时针方向进行触诊，触诊时手指必须并拢，应避免用指尖猛戳腹壁。

（2）肝脾触诊：腹式呼吸，手法与呼吸配合。

1）肝脏触诊：① 单手触诊，从右上腹部或脐右侧开始，直至肝缘。注意与呼吸配合。② 双手触诊，检查者右手位置同单手触诊法，左手托住被检查者右腰部，拇指张开置于肋部。

2）脾脏触诊：① 检查者左手绕过腹前方，手掌置于左腰部第七至十肋处，试将其脾从后向前托起，右手掌平放于上腹部，与肋弓大致成垂直方向下压腹壁，直至触及脾缘。② 当平卧位触不到脾脏时，嘱受检者取右侧卧位，右下肢伸直，左下肢屈曲，再次触诊。

（3）腹部包块、液波震颤、振水音、压痛及反跳痛检查：① 腹部包块，注意位置、大小、形态、质地、压痛、移动度。② 压痛及反跳痛，如McBurney点压痛、反跳痛、Murphy征。

4. 叩诊

（1）叩诊手法、顺序：间接叩诊法，左下至右下至脐部。

（2）内容：移动性浊音、膀胱叩诊、肋脊角叩击痛、肝浊音界叩诊、肝区叩痛（胆囊区叩痛）。

注意事项及操作要点

（1）腹部检查顺序为视诊、听诊、触诊、叩诊或视诊、听诊、叩诊、触诊。

（2）记录顺序为视诊、触诊、叩诊、听诊。

（3）为避免受检者腹肌紧张，检查者可先将手掌置于腹壁上，使受检者适应片刻，再行触诊检查。

（4）检查时可同时与被检查者交谈，转移其注意力，减少腹肌紧张。

（5）各种触诊手法应结合不同检查部位，灵活应用。

（钟岚）

材料对照彩图

脊柱及四肢体格检查

目的

熟悉脊柱、四肢的检查方法及异常体征的临床意义。

适应证

需要进行脊柱及四肢体格检查的患者。

用物准备

口罩、帽子、叩诊锤、卷尺、量角器。

操作步骤

1. 脊柱检查

（1）嘱患者直立位，从侧面观察脊柱生理性弯曲是否存在。

（2）从背后观察两肩是否对称，肩胛骨下角连线与两髂嵴最高点连线是否平行。

（3）检查者用食指、中指置于脊柱棘突两侧，自上而下以适当压力划压，沿棘突皮肤可出现一条轻度充血线，观察此线是否正直，以判断脊柱有无侧凸。

（4）固定受检者双肩以检查颈段脊柱活动度，双手固定骨盆，检查腰段脊柱活动度，然后做脊柱旋转活动检查，并不时询问受检者有无压痛。

（5）嘱受检者取端坐位并轻度前屈，检查者用拇指或食指指腹，自上而下依次按压脊柱棘突和横突部、椎旁肌肉了解有无压痛。如发现压痛点，须反复三次加以确认，并根据解剖标志确认压痛点位置。

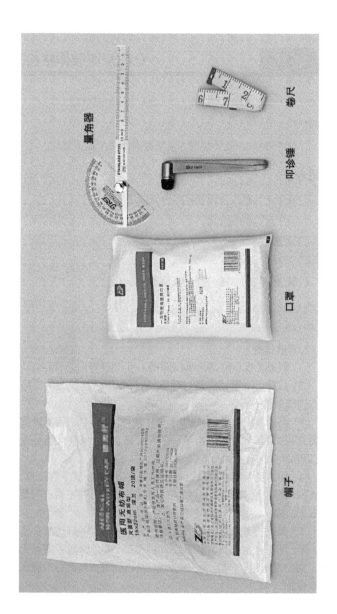

卷尺

量角器

叩诊锤

口罩

帽子

（6）检查者用手指尖或叩诊锤直接叩击各个脊椎棘突了解有无直接叩击痛，随后将左手掌置于受检者头部，右手半握拳以小鱼际部位叩左手背，如受检者出现疼痛，则为间接叩击痛阳性。

2. 四肢检查

（1）视诊：观察肢体有无成角、短缩或旋转畸形，有无水肿、下肢静脉曲张；了解关节有无红肿，关节附近肌肉有无萎缩等；观察手指有无杵状指、反甲，有无梭形关节及爪形手。

（2）触诊：了解四肢皮温、骨与关节正常解剖标志是否改变，有无肿块、压痛点。再行浮髌试验，嘱受检者平卧位，下肢伸直，肌肉放松，检查者一手向远端按压髌上囊部，将可能存在的积液挤向髌骨下方，另一手食指轻压髌骨，髌骨有被积液浮起的感觉，称为浮髌试验阳性。

（3）观察四肢活动的姿势、范围及活动时是否引起疼痛，四肢和关节做被动活动检查，怀疑神经肌肉疾患则主动活动和被动活动均需检查。

（4）肢体长度和周径的测量：在骨突处做好标志，两侧同时测量判断肢体是否存在短缩畸形；选定双下肢相同水平肌肉丰满之处做周径测量后进行比较。

注意事项及操作要点

（1）动作轻柔熟练，查体次序安排合理，尽量减少改变患者体位的次数。

（2）双侧对照，先健侧再患侧，先主动再被动。

（马敏）

材料对照彩图

神经系统体格检查

目的

掌握临床常用、实用的神经系统体格检查方法。

适应证

需要进行神经系统检查的患者。

用物准备

口罩、帽子、手电筒、棉签、叩诊锤、血压计、听诊器。

操作步骤

1. 一般情况　通过询问姓名、年龄,可以初步发现意识、构音和失语情况;生命体征检查。

2. 颅神经检查

(1) 先观察:眼裂大小、眼球位置、口角位置、鼻唇沟深浅,伸舌是否居中。

(2) 再动手:双侧瞳孔对光反射包括直接对光反射、间接对光反射。

(3) 眼球活动:主要为四个方向,上、下、左、右,注意眼震。

(4) 双侧面部感觉:注意请患者闭眼。

3. 运动系统

(1) 肌力、肌张力评价:嘱患者自主活动上、下肢,做0~5级肌力评分;肌张力。

(2) 观察肢体:有无震颤等不自主活动。

(3) 共济运动:上肢指鼻试验、下肢跟膝胫试验。

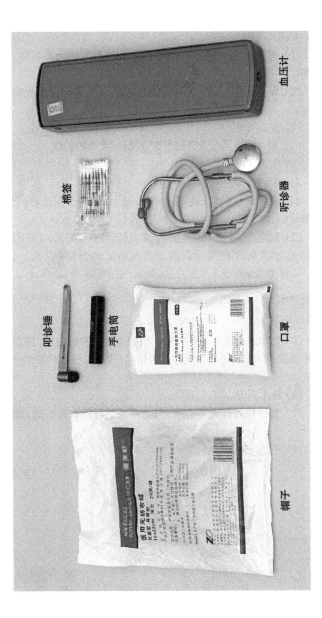

血压计

棉签

听诊器

叩诊锤

手电筒

口罩

帽子

4. 感觉系统

（1）浅感觉：针刺患者双侧肢体，检查有无痛觉不对称，并评价。

（2）深感觉：活动关节及手指、足趾，评价关节位置觉和运动觉。

（3）复合感觉：在上、下肢通过画图形进行。

5. 反射　注意手法及脊髓支配节段，必须烂熟于心。

（1）生理反射

1）浅反射：腹壁反射。

2）深反射：上肢包括肱二头肌、肱三头肌和桡骨膜反射，下肢为膝反射、踝反射。

（2）病理反射：巴宾斯基征、查多克征、奥本海姆征、戈登征。

（3）脑膜刺激征：颈项强直、凯尔尼格征、布鲁津斯基征。

6. 自主功能检查　观察皮肤、关节；立卧位血压、心率。

注意事项及操作要点

（1）初学者一定要记住神经系统检查包括哪些内容，检查前心中反复提示自己神经系统检查包括六个方面，检查时再结合病史突出重点。

（2）从上向下、左右对比。

（3）充分和被检查者沟通，告知所要进行检查的目的，取得配合。

（4）手法准确最重要。

（鲍欢）

材料对照彩图

乳房体格检查

目的

通过视诊与触诊,了解患者乳房形态、乳房表面、乳头乳晕及乳房肿块等情况。

适应证

乳房肿块、乳头溢液、乳腺疼痛或要求乳腺检查者。

用物准备

口罩、帽子、乳房检查模型。

操作步骤

1. 视诊

(1) 对侧性:两侧乳房大小、外形是否对称,乳头水平是否一致。

(2) 皮肤:有无发红、破溃、瘢痕、静脉曲张、橘皮征、酒窝征等。

(3) 乳头:有无偏向、凹陷,有无乳头溢液或分泌物。

(4) 腋窝及锁骨上:有无异常包块、肿大淋巴结。

2. 触诊

(1) 手法:手指和手掌微微弯曲,以指腹和手指掌面放置于乳房表面滑动及轻轻按压。

(2) 顺序:先健侧后患侧,从外上象限开始,分别触诊四个象限,即外上、外下、内下、内上,最后中央区(乳头乳晕处)、腋尾部。

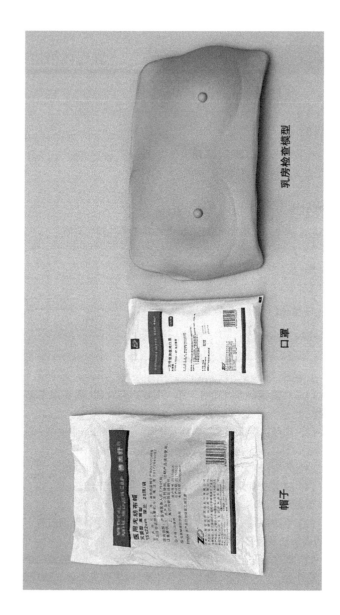

乳房检查模型

口罩

帽子

如不明确病灶位置,检查顺序为先左乳再右乳。

(3)包块:部位、大小、数量、外形、质地、边界、活动度、有无压痛。

(4)乳头乳晕:按压乳晕观察相应导管有无溢液,溢液颜色。

(5)腋窝及锁骨上:淋巴结有无肿大、数量,有无压痛、粘连固定及融合(顺序:腋窝——顶、后、内、前、外;锁骨上——由浅至深)。

注意事项及操作要点

(1)保证检查室光线充足,充分暴露受检者胸部及腋下,双臂自然放置于身体两侧。肥胖或丰满者建议仰卧位。

(2)特殊部位器官必须做好隐私保护,男性检查者要求有女性医务人员陪同方可对患者进行乳腺检查。

(3)视诊时,注意乳腺表面皮肤病灶及皮下植入设备与乳腺肿块的区别。

(4)触诊时,检查者手指稍弯曲,与乳房表面弧度一致,以增加触诊接触面。

(5)双手触诊时,双手交替接触乳房表面,先进行浅触诊一遍,发现病灶后再进行深触诊一遍。

(6)乳晕触诊为按压乳晕部分腺体,观察乳头有无溢液。

(7)触诊需描述乳房硬度和弹性,有无压痛和包块。

(8)部位描述有两种方法,象限描述法和钟点描述法。例如,左乳内上象限(11点距乳头3 cm)可及一肿块,1.5 cm×2.0 cm,质韧,光滑,界清,无压痛,活动度大。

(9)锁骨上窝欠明显患者,可嘱其耸肩以利于检查。

(丁涵之)

材料对照彩图

男性生殖器检查

目的

掌握男性生殖器体格检查的方法。

适应证

需要进行男性生殖器检查的患者。

用物准备

口罩、帽子、无菌手套、润滑剂、手电筒、无菌纱布、男性生殖器检查模型。

操作步骤

1.阴茎

（1）整体外观：有无成人阴茎过小，有无儿童阴茎过大呈成人型，阴毛分布均匀或稀疏。

（2）包皮检查：视诊有无包皮过长或包茎，表面有无溃疡、新生物。

（3）阴茎头检查：完成包皮视诊后，上翻包皮显露全部阴茎头及冠状沟，观察有无充血、水肿、分泌物及结节。

（4）尿道外口：用食指与拇指，轻轻挤捏阴茎头使尿道外口张开，观察尿道有无狭窄、红肿、分泌物及溃疡。

2.阴囊

（1）体位：站立或仰卧位，双下肢稍分开。

（2）视诊：观察阴囊皮肤外形，有无皮疹、脱屑、溃烂等变化。

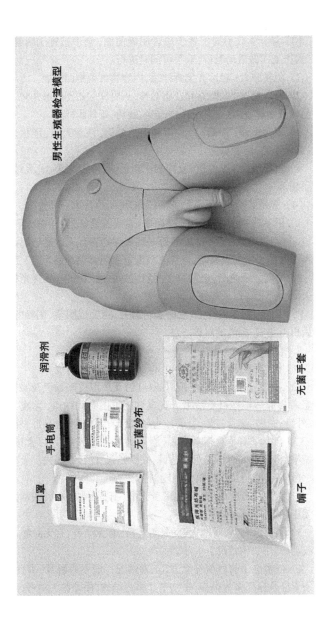

男性生殖器检查模型

润滑剂

无菌手套

手电筒

无菌纱布

口罩

帽子

（3）触诊：双手拇指置于患者阴囊前面，余手指置于阴囊后面，拇指来回做滑动触诊，双手可同时进行。

1）阴囊肿大：触诊有无囊样感，内容物可否推回腹腔。

2）精索触诊：以拇指和食指触诊，从附睾起始至腹股沟环，正常呈软条索样，注意有无串珠样改变、触痛、蚯蚓团样感。

3）睾丸触诊：以拇指、食指和中指触诊，注意大小、形状、硬度、有无压痛，两侧对比。

4）附睾触诊：以拇指、食指和中指触诊，注意大小、有无结节及压痛。

（4）透光试验：以下两种方法任选其一，推荐第一种方法。

1）用不透光纸片（厚纸、胶片等）卷成圆筒状，置于肿大阴囊部位，对侧以电筒照射，从纸筒另一端观察阴囊有无透光（建议直接将眼睛贴于纸筒观察端，避免光线漏进纸筒影响观察）。

2）房间光线调暗，电筒直接照射阴囊后侧，观察有无透光（建议关闭全部光源以便观察）。

（5）阴茎、阴囊的视诊、触诊多可合并，可完成阴茎、阴囊的视诊后再行阴茎、阴囊的触诊。

3. 直肠指检

（1）体位：肘膝位，左侧卧位，仰卧位，截石位，蹲位。

（2）视诊：分开患者臀部，观察肛门及周围皮肤颜色及皱褶，嘱患者提肛后皱褶可更清晰。观察肛门周围有无脓血、黏液、肛裂、外痔、脓肿、瘘管口等，肛管或直肠黏膜有无外翻脱出肛门外。

（3）触诊：右手食指戴指套，涂以润滑剂，肛门外口以食指轻轻按摩，待患者肛门括约肌松弛后，徐徐插入肛门、直肠内。

1）感受肛门及括约肌紧张度，有无松弛。

2）肛管及直肠内壁，黏膜是否光滑，有无肿块，有无波动感，有无压痛。

3）前列腺大小、质地、表面是否光滑、有无结节、有无触痛、有无波动感、中央沟情况。

4）精囊位于前列腺外上方，正常情况一般不易触及，表面肿胀条索样及压痛多为炎症，呈结节状多为结核，质硬肿大需考虑癌变(精囊原发癌变极少,多为前列腺癌侵犯)。

5)检查完毕,退出指套,观察指套有无黏液、脓液或血液,纸巾或纱布擦拭患者肛门周围,清洁检查用润滑油或其他分泌物等痕迹。

注意事项及操作要点

(1)外生殖器及肛门前列腺检查,涉及患者隐私,且过程可能略有痛苦,故检查前应充分向患者做好解释安抚工作,关闭门窗,保持室内温度,驱离无关人员,做好遮挡措施。

(2)动作轻柔,过程中不断言语安抚患者,体现人文关怀。

(李容炳)

材料对照彩图

小儿生长发育体格测量

目的

评估小儿的生长发育,测量体重作为用药依据及治疗评估,测量头围作为脑积水、头颅畸形的参考。

用物准备

口罩、帽子、洗手液、磅秤、身长测量板(3岁以下)或身高计(3岁以上)、软尺、棉类垫布、婴儿模拟人。

操作步骤

1. 准备

(1)检查室温25～28℃。

(2)洗手。

(3)评估小儿,询问年龄,做好解释工作。测量时间最好是早晨空腹时,小婴儿距上次吃奶后3 h测量,排清大小便。

(4)告知家长测量目的,解释测量方法,取得家长的配合。

2. 体重测量

(1)磅秤开机、垫棉类垫布、校零。

(2)尽可能脱去小儿衣裤及尿布。

(3)一手托住小儿头部,一手托住小儿臀部,将小儿放于磅秤上,安抚小儿,等读数稳定。

(4)记录读数,准确到小数点后两位,以千克为单位。

(5)抱起小儿穿上衣服、兜尿布。

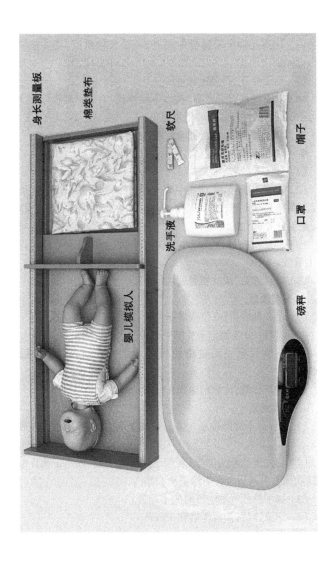

身长测量板

棉垫布

软尺

帽子

口罩

洗手液

婴儿模拟人

磅秤

3. 身高测量(3 岁以下)

(1)让小儿脱鞋、帽。

(2)让小儿仰卧于量板中线上,头顶接触顶板,两耳在同一水平。

(3)躯干伸直,腘窝接触量床。

(4)左手握住孩子两膝,使双下肢伸直,右手移动板面使之紧贴小儿双足底,并与量床底板呈直角。

(5)两侧的读数一致,记录读数,读数精确到0.1 cm。

4. 身高测量(3 岁以上)

(1)让小儿脱鞋、帽。

(2)取立正姿势,头顶在中线,两眼直视前方,背靠立柱,胸部抬起,两壁自然下垂,枕、肩、臀、腘窝、脚跟同时接触量板,足跟并拢,足尖分开60°。

(3)移动身高计顶板与小儿头顶接触,顶板呈水平位时读立柱上读数。

(4)记录读数,读数精确到0.1 cm。

5. 头围测量

(1)小儿仰卧位、立位或者坐位。

(2)将软尺0点固定于头部一侧眉弓上缘最突出点。

(3)将软尺紧贴头皮绕枕后粗隆及另一侧眉弓上缘回至0点。

(4)记录读数,读数精确到0.1 cm。

6. 胸围测量

(1)3 岁以下取卧位或立位,3 岁以上取立位,两手自然平放或下垂。

(2)将皮尺从乳头下缘(乳腺已发育的女孩,固定于胸骨中线第四肋间),沿两肩胛骨下缘绕胸1周。

(3)取平静呼气和吸气时的平均数。

(4)记录读数,读数精确到0.1 cm。

(5)洗手。

注意事项及操作要点

（1）测量时注意小儿安全,确保可能会发生危险的设备都在小儿不能触及的地方。避免小儿因为躁动而跌落,如果小婴儿不合作可让家长抱起称量,再减去家长体重,即为小儿体重。

（2）注意爱伤观念,动作轻柔,给予小儿适当的安抚以让小儿配合,要给小儿准备一个舒适的场所,温度适宜,有图画、玩具等可供小儿玩耍。

（戎艳鸣）

材料对照彩图

内 科

胸腔穿刺术

目的

(1) 抽取胸腔积液进行检查,明确积液性质,寻找引起积液的病因。

(2) 抽出胸膜腔的积液或积气,减轻液体或气体对肺组织的压迫,使肺组织复张,缓解患者呼吸困难等症状,同时促进液体或气体的吸收。

(3) 抽出胸膜腔的脓液,进行胸腔冲洗、治疗脓胸。

(4) 胸膜腔给药,胸腔内可注入抗生素、抗肿瘤药物或促进胸膜粘连的药物。

适应证

1. 诊断性　原因未明的胸腔积液,可做诊断性穿刺,做胸腔积液常规、生化、细菌培养、结核菌涂片、病理学检查等以明确积液性质。

2. 治疗性　通过抽液、抽气可减轻胸腔积液、胸腔积气产生的压迫、呼吸困难等症状;抽吸脓液治疗脓胸;向胸膜腔内注射药物(抗生素、抗肿瘤药物或促进胸膜粘连的药物)。

禁忌证

(1) 体质衰弱、病情危重难以耐受操作的患者。

(2) 对麻醉药过敏的患者。

(3) 出血体质、应用抗凝剂、出血时间延长或凝血功能障碍,患者在未纠正前不宜穿刺;血小板计数 $< 50 \times 10^9/L$。

(4) 有精神疾病或不能配合胸腔穿刺术的患者。

(5) 疑为胸腔包虫病患者,穿刺可引起感染扩散,不宜穿刺。

(6) 穿刺部位或附近有感染的患者。

内科

用物准备

口罩、帽子、胸腔穿刺包、消毒用物、2%利多卡因注射液、棉签、无菌手套、50 mL注射器、5 mL注射器、纱布、胶布、弯盘,胸腔穿刺模拟人。

操作步骤

（1）穿戴工作服（白大衣、手术服等）、帽子、口罩,洗净双手。

（2）准备消毒器械及穿刺包。

（3）核对患者信息,向患者解释穿刺的目的并交代注意事项,签署知情同意书。

（4）患者取坐位,面向椅背,两前臂置于椅背上,前额伏于手臂上。不能起床者取半卧位,双前臂上举抱于枕部。

（5）确定穿刺点

1）肋间定位：肩胛下角对应第七至八肋间。

2）常规穿刺点：胸部叩诊实音最明显处,常取肩胛下角线或腋后线第七至八肋间。有时也选腋中线第六至七肋间或腋前线第五肋间为穿刺点。

3）特殊穿刺点：包裹性积液可结合X线或B超定位。

4）气胸穿刺点：锁骨中线第二肋间。

（6）常规消毒（以穿刺点为圆心,由内向外无间隙划圆形擦拭,消毒范围直径不小于15 cm,共3次,范围一次比一次缩小）。

（7）查看穿刺包是否在消毒有效期内,打开穿刺包,戴无菌手套,查看消毒是否合格,检查器械是否齐全；注意穿刺针是否通畅,胶管是否漏气及破损；铺消毒洞巾并固定。

（8）2%利多卡因注射液局部逐层浸润麻醉（注意穿刺点应选在下一肋骨的上缘）。助手协助术者核对麻醉药物的名称及浓度,术者抽取麻药（注意针头不能碰到安瓿瓶口）。麻醉方法为先斜45°进针,在皮肤局部打一皮丘,再垂直进针,分层麻醉至胸膜壁层,见到胸腔积液流出或气体逸出（注意推麻药前要回抽,了解是

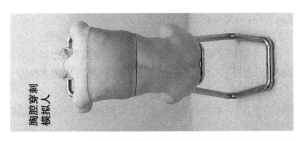

胸腔穿刺模拟人

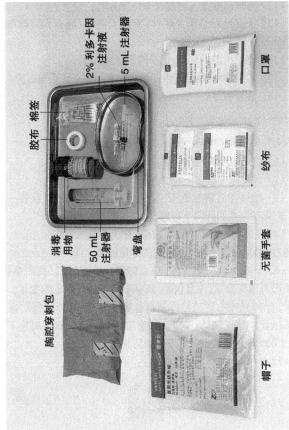

2% 利多卡因注射液

5 mL 注射器

胶布　棉签

消毒用物

50 mL 注射器

弯盘

胸腔穿刺包

口罩

纱布

无菌手套

帽子

否在血管内,同时要记录进针深度)。

（9）用血管钳夹住穿刺针后面的胶管,使之不漏气。

（10）左手固定穿刺部位皮肤,右手持穿刺针(比对进针深度)沿麻醉部位经下一肋骨上缘垂直缓慢刺入,当有突破感时停止。

（11）接上注射器后,再松开止血钳(此时助手用止血钳固定穿刺针防止针摆动及刺入肺脏)。注射器抽满后再次用血管钳夹闭胶管才能取下注射器。

（12）将抽出液注入弯盘及专门准备的容器中。

（13）抽完液后拔出穿刺针,穿刺点消毒、覆盖无菌纱布。稍用力压迫片刻,用胶布固定。

（14）将抽出液送化验、记录液量。

（15）术后嘱患者静卧,告知患者如有不适立即通知医护人员。

（16）整理物品。

注意事项及操作要点

（1）严格遵守无菌操作原则。

（2）穿刺点应选在下一肋骨的上缘。

（3）始终保持胸腔负压,穿刺时或松开注射器时胶管一定夹闭;避免在第九肋间以下穿刺,以免损伤腹腔内脏器。

（4）一次抽液不应过多、过快,首次不超过600 mL,以后每次不超过1 000 mL;但如为脓胸,应尽量抽净。

（5）一旦出现胸膜反应,应立即停止胸腔穿刺、拔出穿刺针,并使患者取平卧位,注意保暖,观察脉搏、血压、神志的变化。症状轻者,经休息或心理疏导即能自行缓解。对于出汗明显、血压偏低的患者,给予吸氧及补充10%葡萄糖500 mL。必要时皮下注射1∶1 000肾上腺素0.3～0.5 mL,防止休克。

（顾霞）

材料对照彩图

腹腔穿刺术

目的

　　明确腹水的性质,适量地抽出腹水减轻患者腹腔内的压力,缓解症状,向腹膜腔内注入药物。

适应证

　　(1)腹水原因不明,或疑有内出血者。
　　(2)大量腹水引起难以忍受的呼吸困难及腹胀者。
　　(3)需腹腔内注药或腹水浓缩再输入者。

用物准备

　　腹腔穿刺包、无菌手套、口罩、帽子、2%利多卡因注射液、5 mL注射器、50 mL注射器、消毒用物、胶布、棉签、玻璃管数只(腹腔穿刺包内,留取常规、生化、细菌、病理标本)、无菌纱布、弯盘、引流袋(必要时准备),腹腔穿刺模拟人。

操作步骤

　　(1)核对患者信息;向患者解释穿刺目的,签知情同意书;安慰患者,消除其紧张感。
　　(2)患者取平卧位或侧卧位。
　　(3)戴帽子、口罩(头发、鼻孔不外露),袖子卷高,洗手,全过程中不违反无菌原则。
　　(4)常用穿刺点包括左下腹部脐与髂前上棘连线的中、外1/3交点处;脐与耻骨联合连线中点上方1 cm、偏左或偏右1.5 cm处;

内科

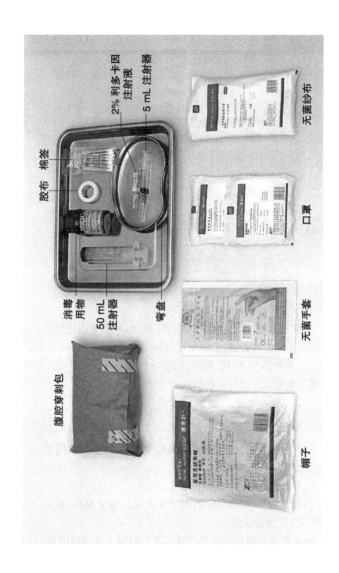

2% 利多卡因注射液
5 mL 注射器
无菌纱布
棉签
胶布
口罩
无菌手套
消毒用物
50 mL 注射器
弯盘
腹腔穿刺包
帽子

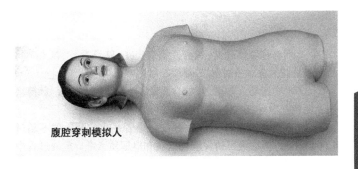

腹腔穿刺模拟人

侧卧位脐水平线与腋前线或腋中线之相交处；B超定位下穿刺。

（5）以穿刺点为中心常规消毒术区皮肤3次，直径15 cm逐步缩小，打开腹腔穿刺包外层，确认消毒有效期限。

（6）戴无菌手套，打开腹腔穿刺包内层，再次确认腹腔穿刺包灭菌合格，检查器械，检查穿刺针是否通畅，胶管是否漏气及破损。

（7）铺无菌洞巾，如需助手协助固定，请考官替代。

（8）核对2%利多卡因注射液，自皮肤至壁腹膜做局部浸润麻醉。

（9）血管钳夹闭穿刺针橡皮管末端，左手固定穿刺部位皮肤，右手持针垂直刺入皮肤后，以45°～60°斜刺入皮下，再垂直刺入腹腔，此时针尖抵抗感消失，表示针头已穿过腹膜壁层。

（10）接上注射器后，再松开止血钳，助手用血管钳固定针头（助手请考官替代），注射器抽满后用血管钳夹闭胶管，取下注射器，抽出液注入专门准备的容器中送检。需引流腹水则将橡皮管末端接引流袋或引流瓶，用输液夹调节放液速度。肝硬化一次放液不超过3 000 mL。

（11）放液后，拔出穿刺针，按压穿刺点，覆盖无菌纱布，胶布固定。

（12）必要时可以多头腹带加压包扎腹部。

（13）术后嘱患者静卧，伤口避水，若有不适，立即通知医护人员。

（14）整理物品。

内科

注意事项及操作要点

（1）严格排除禁忌证，有肝性脑病先兆、卵巢囊肿、包虫病的患者禁忌腹腔穿刺放腹水。

（2）术中密切观察患者，如有头晕、心悸、恶心、气短、脉搏增快及面色苍白等，应立即停止操作，并进行适当处理。

（3）放液不宜过快、过多，肝硬化患者一次放液一般不超过3 000 mL，过多放液可诱发肝性脑病和电解质紊乱。放液过程中要注意腹水的颜色变化。

（4）放腹水时若流出不畅，可将穿刺针稍作移动或稍变换体位。

（5）术后嘱患者平卧，并使穿刺孔位于上方以免腹水继续漏出；对腹水量较多者，为防止漏出，在穿刺时即应注意勿使自皮肤到腹膜壁层的针眼位于一条直线上，方法是当针尖通过皮肤到达皮下后，即在另一手协助下，稍向周围移动一下穿刺针头，而后再向腹腔刺入。如遇穿刺孔继续有腹水渗漏时，可用蝶形胶布或火棉胶粘贴。大量放液后，需束以多头腹带，以防腹压骤降；内脏血管扩张引起血压下降或休克。

（6）注意无菌操作，以防止腹腔感染。

（7）放液前后均应测量腹围、脉搏、血压，检查腹部体征，以视察病情变化。

（徐斐）

材料对照彩图

腰椎穿刺术

目的

了解颅内压力及脑脊液循环通路是否通畅；留取脑脊液送检；释放血性脑脊液及高蛋白的脑脊液；鞘内注射。

适应证

主要用于中枢神经系统疾病诊断及鉴别诊断，如各种脑炎和脑膜炎、蛛网膜下腔出血、脑膜癌病、中枢神经系统血管炎、脱髓鞘疾病、颅内转移瘤、脊髓病变和多发性神经根病变等；此外，尚可进行脊髓造影和鞘内药物注射等。

用物准备

口罩、帽子、腰椎穿刺包、消毒用物、无菌手套、胶布、2% 利多卡因注射液、弯盘、5 mL 注射器、无菌纱布，腰椎穿刺模拟人。

操作前准备

核对患者信息，向患者解释穿刺目的，消除紧张感，取得患者配合。

操作步骤

1. **体位** 患者取左侧卧位，背部靠近床缘，背平面与床面垂直，屈颈抱膝，使椎间隙增宽。

内

科

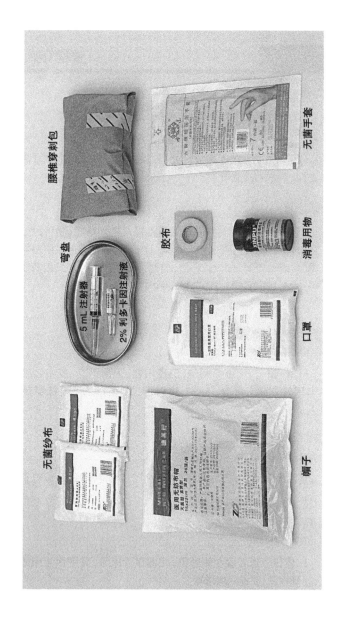

腰椎穿刺包

无菌手套

弯盘

胶布

消毒用物

5 mL 注射器

2% 利多卡因注射液

口罩

无菌纱布

帽子

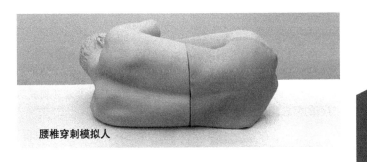

腰椎穿刺模拟人

2. 定位穿刺点　找到两侧髂嵴最高点连线上的腰椎棘突（第四腰椎棘突），取此上位或下位椎间隙，一般选第三至四腰椎间隙为穿刺点，用记号笔标记。

3. 消毒　以穿刺点为中心消毒3次，直径15 cm，包含上下两个椎间隙。检查并打开穿刺包外层，戴无菌手套，打开穿刺包内层。

4. 检查器械　检查器械是否齐全；注意检查穿刺针与针芯是否配套且通畅。

5. 局部麻醉　双人核对局部麻醉药物名称；铺无菌洞巾（由助手固定），用2%利多卡因行局部麻醉。

6. 穿刺　左手拇指和食指固定穿刺部位，右手持穿刺针与背部垂直刺入（针头斜面向上）；缓慢进针；有2次可能的落空感，一般进针深度5～6 cm后针头斜面稍转向头部。缓慢拔出针芯，见有脑脊液流出，插回针芯。

7. 压力测量　拔出针芯，接上测压管，嘱患者放松下肢，或请助手协助缓慢将双腿伸直。读取测压管数值。

8. 留取标本　拔出针芯，用无菌试管留取适量脑脊液，送细菌学、生化、常规等检查，每管1～2 mL。

9. 其他　插回针芯，拔出穿刺针；碘伏消毒穿刺点、覆盖纱布。嘱患者术后6 h去枕平卧，48 h穿刺点勿接触水。

注意事项及操作要点

（1）体位正确是穿刺成功的重要保证。一定不要忽视！

（2）动作熟练、轻柔，尽量减少损伤；避免进针过深。

（3）进针过程中有无突破感及有几次突破感并非是穿刺成功与否的标志，不必过分强调。

（陆静）

材料对照彩图

骨髓穿刺术

目的

各种血液疾病的诊断、鉴别诊断及随访。

适应证

（1）各种原因所致的贫血和各类型的白血病、血小板减少性紫癜、多发性骨髓瘤、转移瘤、骨髓发育异常综合征、骨髓纤维化、恶性组织细胞病等。

（2）某些寄生虫病，如疟疾、黑热病等可检测寄生虫；长期发热，肝、脾、淋巴结肿大均可行骨髓穿刺检查，以明确诊断。

（3）观察血液系统疾病的治疗效果。

禁忌证

（1）严重出血的血友病患者禁忌做骨髓穿刺。有出血倾向或凝血时间明显延长者不宜做骨髓穿刺，但为明确诊断疾病也可做，穿刺后必须局部压迫止血 5 ~ 10 min。

（2）晚期妊娠的妇女慎做骨髓穿刺。

用物准备

口罩、帽子、无菌手套、骨髓穿刺包、5 mL 注射器、20 mL 注射器、无菌纱布、清洁干燥玻片、2% 利多卡因注射液、胶布、消毒用物、棉签，骨髓穿刺模拟人。

内科

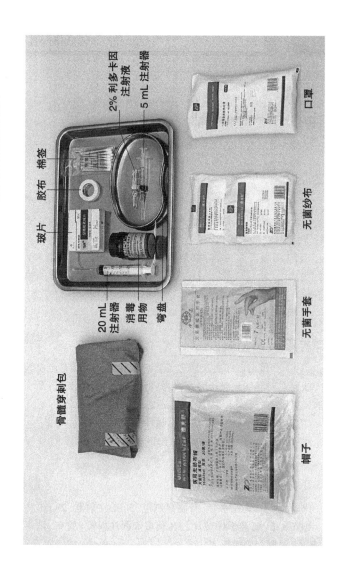

2% 利多卡因注射液

5 mL 注射器

胶布　棉签

玻片

20 mL 注射器

消毒用物

弯盘

口罩

无菌纱布

无菌手套

帽子

骨髓穿刺包

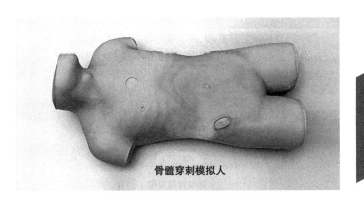

骨髓穿刺模拟人

操作步骤

（1）确定及消毒穿刺部位（如髂前上棘穿刺点、髂后上棘穿刺点）。

（2）戴手套、铺洞巾；局部麻醉至骨膜，同时注意皮肤到骨膜的深度。

（3）将骨髓穿刺针固定器固定在适当的长度上。

（4）用食指和拇指固定穿刺部位，右手持针向骨面垂直刺入，当针尖接触骨质后将穿刺针左右旋转，缓缓钻入骨质。

（5）当感到阻力消失时，且穿刺针已固定在骨内，缓慢拔出针芯，注意拔出针芯时穿刺针始终固定在骨质内（4个固定）。

（6）抽取骨髓液，抽取量以0.1～0.2 mL为宜；不宜过多，否则使骨髓液稀释。

（7）助手做骨髓液推片。

（8）再次插入穿刺针芯，连同穿刺针一起拔出；纱布覆盖伤口，固定。

（9）嘱患者伤口3 d内不要碰水。

内

科

注意事项及操作要点

（1）因骨髓液容易凝固，要求动作熟练，操作快速。

（2）并发症包括出血、感染、稀释、穿刺失败、干抽等。

（3）当无法抽出骨髓液时（干抽），需行骨髓活检明确是否为骨髓纤维化。

（贾新颜）

材料对照彩图

插 胃 管

目的

引流胃肠道内容物,解除或缓解梗阻症状;清除胃内毒物、刺激物,减少毒物吸收;鼻饲,提供营养支持。

适应证

胃肠道梗阻患者,胃肠减压;洗胃;昏迷或不能进食的患者,提供营养支持。

用物准备

口罩、帽子、无菌手套、方巾、一次性胃管、液状石蜡或液状石蜡棉球、弯盘、2个治疗碗(一个装清水,一个装液状石蜡)、棉签、纱布、镊子、50 mL注射器、20 mL注射器、胶布、听诊器、手电筒、胃管置入模拟人。

操作步骤

(1)核对患者床号、姓名,对患者进行评估,洗手,戴口罩。

(2)患者取半卧位或仰卧位,检查并清洁鼻腔。

(3)戴无菌手套,检查胃管是否通畅。

(4)测量插管长度(前额发际到胸骨剑突,或鼻尖到耳垂再到胸骨剑突,为45～60 cm)并做标记。

(5)用液状石蜡纱布润滑胃管。

(6)一手持纱布托住胃管远端,一手持胃管前端从鼻腔轻轻插入14～16 cm,嘱患者吞咽,顺势将胃管向前推进,直至预定长度。

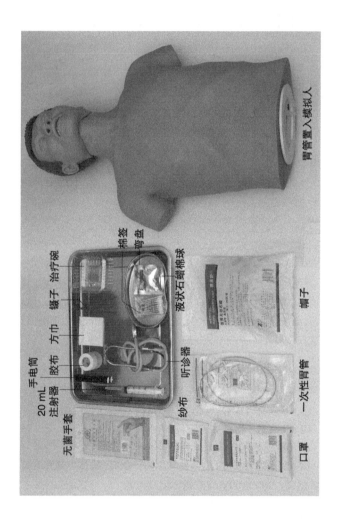

棉签
弯盘
治疗碗
镊子
方巾
胶布
手电筒
20 mL 注射器
无菌手套
纱布
液状石蜡棉球
听诊器
胃管置入模拟人
帽子
一次性胃管
口罩

（7）检查口腔内有无胃管盘曲。

（8）检查胃管是否在胃内（3种方法：注射器抽吸、听诊器听气过水声、观察胃管末端有无气泡逸出）。

（9）确认胃管在胃内，胶布固定胃管。

（10）根据治疗需要，选择后续治疗措施（连接负压吸引器、鼻饲、洗胃等）。

（11）清理物品。

注意事项及操作要点

（1）动作轻柔，避免损伤。

（2）若恶心症状明显，暂停操作，嘱患者深吸气，分散注意力，缓解紧张情绪。

（3）若出现呛咳、呼吸困难，提示误入气管内，应立即拔管重插。

（4）若阻力大，插管困难，应检查胃管是否停留在口咽部，切忌硬插。

（5）注意观察引流液的颜色、性质，记录引流量。

（刘雁冰）

材料对照彩图

三腔二囊管止血

内

科

目的

食管胃底静脉曲张破裂出血,止血治疗。

适应证

食管胃底静脉曲张破裂出血者;包括经输血、补液、药物治疗难以控制的出血者;不具备行套扎术、硬化剂注射的条件,或内镜下操作失败者;内镜下套扎术、硬化剂注射后再出血者。

禁忌证

生命体征不稳定者或昏迷不合作者;咽喉部食管肿瘤病变者;胸、腹主动脉瘤者;严重冠心病、高血压、心功能不全、呼吸衰竭者。

用物准备

口罩、帽子、治疗碗、弯盘、无菌手套、三腔二囊管、50 mL注射器、止血钳3把、棉签、无菌纱布、液状石蜡或液状石蜡棉球、0.5 kg沙袋、绷带、手电筒、胃管置入模拟人,输液架。

操作步骤

(1)准备器械,戴口罩、帽子、无菌手套。

(2)检查气囊是否漏气,三个腔道是否通畅。

(3)检查合格后抽尽气囊内气体,用血管钳夹闭腔道远端,石蜡油充分润滑。

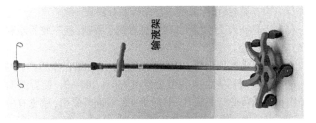

输液架

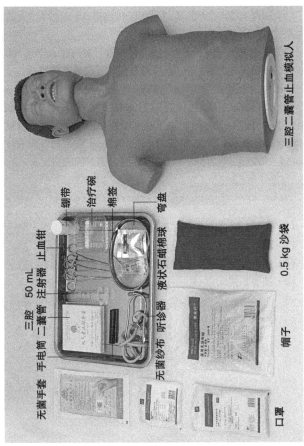

三腔二囊管止血模拟人

绷带　治疗碗　棉签　弯盘

三腔　手电筒　二囊管　50 mL 注射器　止血钳

无菌纱布　听诊器　液状石蜡棉球

0.5 kg 沙袋

无菌手套

帽子

口罩

（4）检查鼻腔,清除鼻腔内的结痂及分泌物。

（5）经鼻插入,到达咽部时嘱患者配合吞咽,使三腔管顺利进入65 cm标记处。

（6）胃管内若抽出胃内容物或血液,提示插管已在胃内。

（7）用注射器先注入胃气囊空气250～300 mL,使胃气囊充气,用止血钳将此管腔钳住,然后将三腔管向外牵引,感觉有中等阻力时,表示胃气囊已压于胃底部。

（8）适度拉紧三腔管,系上牵引绳,再以0.5 kg沙袋(或盐水瓶)通过滑车固定于床头架上牵引。

（9）经观察仍未能压迫止血者,再向食管囊内注入空气100～200 mL,然后钳住此管腔,以直接压迫食管下段的扩张静脉。

（10）食管气囊压迫持续时间以8～12 h为妥,放气15～30 min。

（11）胃囊充气压迫可持续24 h,24 h后必须减压15～30 min。

（12）出血停止24 h后,取下牵引沙袋并将食管气囊和胃囊放气,继续留置于胃内观察24 h。如未见出血,可嘱患者口服液体石蜡油15～20 mL,然后抽尽双囊气体,缓慢将三腔管拔出。

注意事项及操作要点

（1）评估是否需要三腔二囊压迫止血治疗。

（2）与患者及其家属充分沟通。

（3）向患者及其家属解释操作过程,须配合事项。

（4）签署知情同意书。

（胡晔东）

材料对照彩图

三向瓣膜式 PICC 置管

目的

"一针"完成全程静脉治疗,减少患者每天穿刺的痛苦,有效避免静脉炎的发生,起到外周血管置管、中心静脉治疗的效果,导管最长可留置1年。

适应证

有缺乏外周静脉通道倾向、抗肿瘤药物、长期静脉给药、反复输血及血制品、需要注射高渗性溶液或刺激性较大的药物时。

禁忌证

不能确认外周静脉;预插管途径有静脉血栓形成史、感染源、外伤史、血管外科等手术史;有严重的出血性疾病;上腔静脉压迫综合征;患者的顺应性差。

用物准备

PICC穿刺专用包、Groshong PICC套件、塞丁格穿刺套件、Site-Rite®超声系统1台及相关附件(治疗室内)。无菌物品包括口罩、帽子、无菌手套、生理盐水、20 mL注射器2～3支、2%利多卡因注射液1支、1 mL注射器1支、MC100恒压分隔膜输液接头(以下简称MC100)1个或肝素帽、维护资料袋。

操作步骤

(1)患者取平卧位。

内科

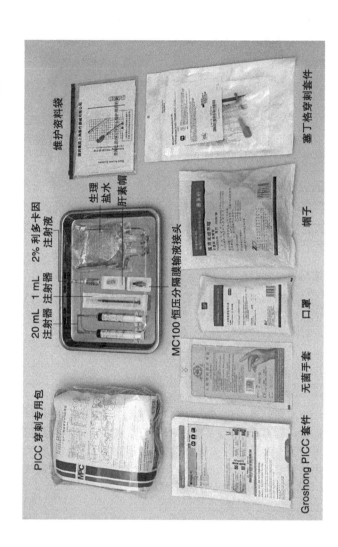

维护资料袋   塞丁格穿刺套件

20 mL   1 mL   2% 利多卡因
注射器   注射器   注射液

生理
盐水
肝素帽

MC100恒压分隔膜输液接头   帽子

口罩

无菌手套

PICC穿刺专用包   Groshong PICC套件

（2）扎上止血带，涂抹超声耦合剂，用Site-Rite®超声系统查看双侧上臂，选择最适于置管的血管。将超声探头垂直于血管放置，以血管呈圆形为合适。注意选择肘部以上穿刺，避免日后肘部活动影响导管使用；尽量选择患者非着力手一侧进行穿刺。

（3）选择静脉及穿刺点

1）根据患者的静脉情况，首选贵要静脉，其次为肱静脉，最后为头静脉。

2）测量定位：从预穿刺点沿静脉走向到右胸锁关节再向下至第三肋间隙为预测置管长度；测臂围（肘上10 cm）。

（4）建立无菌区

1）免洗消毒液洗手，戴无菌手套。

2）取出消毒盘，并将无菌隔离衣、第二副手套置于置管包内边缘。

3）穿刺点的消毒是以穿刺点为中心环形消毒的。① 先75%乙醇消毒3遍，直径≥20 cm（顺、逆及顺时针）。② 75%乙醇待干后，再用碘剂消毒3遍（方法及范围同乙醇消毒），待干。铺治疗巾于患者臂下，放无菌止血带。③ 铺孔巾、脱手套、洗消手，穿无菌手术衣，更换第二副无菌手套，助手协助冲洗无菌手套后用干纱布擦干，或用无粉手套。④ 铺大治疗单，保证无菌区足够大。

4）助手按无菌原则投递Groshong PICC套件、塞丁格穿刺套件、注射器2支、MC100等到无菌区内。20 mL注射器抽吸满生理盐水，1 mL注射器抽吸2%利多卡因注射液。

（5）按无菌原则打开Groshong PICC穿刺套件

1）预冲PICC导管，注意观察导管的完整性（适度揉搓瓣膜口）。

2）润洗导管外部，令导管浸泡于生理盐水当中。

3）最后预冲连接器、减压套筒、MC100接头。

4）将塞丁格套件按照穿刺顺序摆放整齐。去掉导引导丝前端的浅蓝色外套帽，拉出部分导引导丝，

（6）超声准备及静脉穿刺

1）将超声探头放在支架上，涂抹一层无菌耦合剂。

2）为超声探头套上无菌罩，使用松紧带固定无菌罩，隔着无菌罩在探头上再涂抹一层耦合剂。

3）将导针架安装到探头上（徒手穿刺则不需要），将针尖斜面垂直于探头，放入导针架，将针稍退回，使其不要超过导针架。

4）将探头放在手臂上，使导针架贴紧皮肤。

5）穿刺针行血管穿刺：①穿刺针斜面朝上，将探头垂直于血管，将血管移至屏幕中心标记线上；眼睛看着超声屏幕，一边用手缓慢穿刺，当针触到目标血管时，可以在屏幕上看到针尖挤压血管上壁，一旦针尖刺破血管，血管壁会恢复到原来的状态。②观察回血，良好的回血为均匀一滴一滴往外冒。观察回血的性质非常重要，这有助于判断是否准确刺入静脉而非动脉，如血液的颜色和是否有搏动式血流。

（7）递送导丝

1）将预外露部分导丝递送进穿刺针，并固定。

2）固定好穿刺针，将探头往后倾倒，使穿刺针与导针架分离。

3）取下导丝圆盘保护套均匀递送导丝，直至体外保留10～15cm，将穿刺针缓慢撤出，只留下导丝在血管中。

（8）穿刺点处局部麻醉，以2%利多卡因注射液0.1～0.2 mL皮内注射；扩皮刀沿导丝上方做皮肤切开以扩大穿刺部位，注意不能切割导丝。

（9）放置微插管鞘。将微插管鞘沿着血管走行方向边旋转插管鞘，边用力持续向前推进，使插管鞘完全进入血管内。

（10）撤出导丝。拧开插管鞘上的锁扣，分离扩张器、插管鞘，同时将扩张器和导丝一起拔出，检查导丝的完整性。松止血带，松拳。

（11）置入导管

1）左手按压插管鞘末端上方的静脉止血，大拇指固定插管鞘。

2）将导管自插管鞘内缓慢、短距离、匀速置入。导管进入约10 cm时，嘱患者将头转向静脉穿刺侧，并低头使下颌贴近肩部，以防止导管误入颈静脉。

（12）撤出插管鞘。沿插管鞘继续置入PICC导管至插管长度后，从血管内撤出插管鞘，远离穿刺口后撕裂插管鞘，并校对插管长度；使用Site－Rite®超声系统查看置管侧颈内静脉以排除导管颈内静脉异位。

（13）撤出支撑导丝。

（14）修剪导管长度：至少保留体外导管5 cm，用无菌直剪与导管保持直角（90°）剪断导管，注意不要剪出斜面或毛碴。

（15）安装连接器。

（16）抽回血及冲封管。

（17）思乐扣固定法

1）涂抹皮肤保护剂，待干15 s。

2）按思乐扣上箭头所示方向摆放思乐扣。

3）将导管安装在思乐扣的立柱上，锁定纽扣。

4）思乐扣贴在皮肤上。

5）穿刺点上方放置小方纱，10 cm×12 cm透明敷料无张力粘贴，透明敷料应完全覆盖住思乐扣。

6）胶带蝶形交叉固定贴膜下缘，再以胶带横向固定。

7）胶带横向固定延长管。

（18）整理用物等。

（19）X线检查确定导管尖端位置并记录检查结果。

（20）填写《PICC长期护理手册》

1）记录置入导管的长度、胸片位置。

2）导管的型号、规格、批号。

3）所穿刺的静脉名称、臂围。

注意事项及操作要点

（1）动作熟练，尽量减少损伤。

（2）穿刺并发症如导管推进困难、误入动脉、导管异位等。

（3）置管前先了解患者既往史，如胸腔有无肿块，已有的血管内留置器材情况，穿刺侧手臂、肩膀、胸部情况。

（4）手术外伤史、血管手术史。

（巢黔）

材料对照彩图

腹腔热灌注化疗

目的

综合利用高温、化疗及两者协同作用清除腹腔内的游离肿瘤细胞及癌灶。

适应证

术中腹腔内游离肿瘤细胞检测为阳性;侵及浆膜或被膜腹腔内恶性肿瘤可手术者;腹膜有散在的转移灶,但局限于腹腔内可R0切除者;手术后腹腔内复发转移者。

用物准备

口罩、帽子、无菌手套、腹腔穿刺包、腹腔穿刺ARROW导管、5 mL注射器、2%利多卡因注射液、热化疗循环管路、生理盐水,腹腔热灌注化疗仪。

操作步骤

(1)展示清点腹腔穿刺置管相关物品。

(2)术前双侧腹部选择穿刺点,定位标记。

(3)常规术前消毒铺巾,局部浸润麻醉(患者左侧)。

(4)检查穿刺针管通畅后穿刺置管。

(5)置管结束退导丝抽液顺缝皮固定。

(6)常规术前消毒铺巾,局部浸润麻醉(患者右侧)。

(7)检查穿刺针管通畅后穿刺置管。

(8)置管结束退导丝抽液顺缝皮固定。

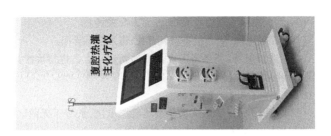

腹腔热灌注化疗仪

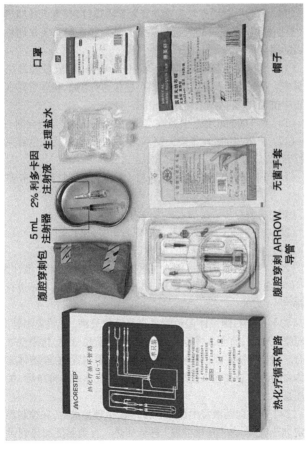

口罩　　　　　　　　　　帽子

生理盐水

2% 利多卡因注射液

5 mL 注射器　　　　　　无菌手套

腹腔穿刺包

腹腔穿刺 ARROW 导管

热化疗循环管路

（9）穿刺结束整理患者衣物，注意人文关怀。

（10）接通电源，闭合设备空气开关，进入屏幕界面。

（11）选择患者（新患者需点击增加新建），点击进行治疗，进入设备控制界面。

（12）安装热化疗循环管路。

（13）打开包装，佩戴无菌手套将管路取出，放置于无菌区域内，将U形管与螺纹接头连接并旋转锁紧。

（14）将U形管用夹块夹紧并安装紧固螺钉，插入设备加热腔内（根据标识，蓝色管路靠近加热泵），然后将测温筒装在加热腔上面的固定卡内。

（15）将泵管1安装在加热循环泵中，将泵管2安装在灌注循环泵中。在灌注泵及加热泵压紧前，左右晃动管路，确保管路在滚轮正中位置，泵管两侧余量大致相同。

（16）将3 000 mL液袋挂置在水袋架上，药液袋出口方向向右。

（17）将管路的红、蓝接头拧紧，且管路的蓝色及红色管夹处于打开状态。

（18）理顺管路，确保管路畅通、无折弯，且管路要卡在管夹上。

（19）将测温传感器插入测温筒内。

（20）主控1传感器插到蓝色标识温筒中，拧上紧固帽。

（21）主控2传感器插到红色标识温筒中，拧上紧固帽。

（22）向药液袋内输入至少1 000 mL生理盐水，将"灌注泵"和"加热泵"的流量分别设置为150 mL/min和600 mL/min进行管路排气。

（23）打开右侧壶体蓝色管夹直至液位充满，之后关闭管夹。挤压空气壶体，直至无气泡出现，再次打开蓝色管夹，排净空气后闭合。将连接灌注泵的小空气壶体用手拿着倒置，直至液体充满壶体之后再安装在管夹上面。确定管路内气体基本排净后，关闭灌注泵。

（24）再次向药液袋中加入1 500 mL生理盐水后，在控制界面设定加热温度，按"开始控温"进行加热。直到温度加热到设定值,预热药液结束开始治疗。

（25）将管路的入体、出体接口分别与人体预埋导管进行连接,将入体1传感器插到入体测温筒内,出体3传感器、出体4传感器分别插到出体测温筒内并拧上紧固帽,备用传感器在其他传感器损坏时替代。

（26）设定"灌注泵"流量,进行灌注治疗,在灌注过程中需保持药液袋内至少有1 000 mL液体。

（27）待人体内循环建立后,再向药液袋中加入化疗药。

（28）点击"开始"时开始计时,直到治疗时间归零,设备自动停止。

（29）点击"退出"控制,关闭管路上所有管夹,拆分管路与人体预埋导管,最后将管路从设备上拆除,治疗结束。

注意事项及操作要点

（1）动作熟练,尽量减少损伤,连接导管端口操作正确。

（2）避免并发症如腹腔粘连、腹膜穿孔、穿刺点污染。

（3）药液袋内液体入体温度不能超过43℃。

（4）严格控制灌注流量在80～120 mL/min。

（姜虹）

材料对照彩图

外　科

外科手消毒

目的

清除或者杀灭手表面暂居菌,减少常居菌,抑制手术过程中手表面微生物的生长,减少手部皮肤细菌的释放,防止病原微生物在医务人员和患者之间的传播,有效预防手术部位感染发生。

适应证

每次手术前、进行侵入性操作前、接生或助产前。

原则

先洗手,后消毒。不同手术之间或手术过程中手被污染时,应重新进行外科手消毒。

用物准备

口罩、帽子、洗手液、快速手消毒液、无菌手刷、无菌干手巾。

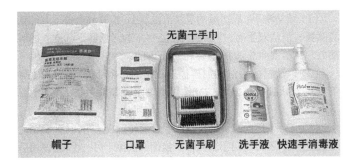

无菌干手巾

帽子　　　口罩　　　无菌手刷　　洗手液　快速手消毒液

操作前准备

（1）着装符合要求，摘除首饰（手表、戒指、手镯、耳环）。

（2）指甲长度不超过指尖，不佩戴人工指甲或涂指甲油。

操作步骤

1. 刷手消毒方法

（1）清洁洗手：取适量的皂液清洗双手、前臂和上臂下 1/3，认真揉搓。清洁双手时，应加强清洁指甲下的污垢和手部皮肤的皱褶处。流动水冲洗双手、前臂和上臂下 1/3。

（2）刷手：取无菌手刷，取适量洗手液或外科手消毒液，刷洗双手、前臂至上臂下 1/3（肘上 10 cm），时间约 3 min（根据洗手液说明），刷时稍用力，先刷甲缘、甲沟、指蹼，再由拇指桡侧开始，渐次到指背、尺侧、掌侧，依次刷完双手手指。然后再分段交替刷左右手掌、手背、前臂至肘上。

（3）干手：用无菌干手巾擦双手后翻转折成三角，从前臂至肘上依次擦干，不可再向手部回擦。换面同法擦干另一手臂，使用后干手巾丢弃。

（4）涂抹免洗消毒剂：请助手按免洗消毒剂至手心，两手掌间均匀涂抹开后涂抹前臂至肘部，再次按免洗消毒剂至手心，用七步法涂抹双手待消毒剂干燥。

2. 免刷手消毒方法

（1）清洁洗手：取适量的皂液清洗双手、前臂和上臂下 1/3，认真揉搓。清洁双手时，应加强清洁指甲下的污垢和手部皮肤的皱褶处。流动水冲洗双手、前臂和上臂下 1/3。

（2）取适量的手消毒剂揉搓至双手的每个部位、前臂和上臂下 1/3，并认真揉搓 2～6 min，用流动水冲净双手、前臂和上臂下 1/3。

（3）干手：用无菌干手巾擦双手后翻转折成三角，从前臂至肘上依次擦干，不可再向手部回擦。换面同法擦干另一手臂，使用后干手巾丢弃。

（4）涂抹免洗消毒剂（流动水水质达不到GB 5749的规定要求时需要进行）：请助手按免洗消毒剂至手心，两手掌间均匀揉搓后涂抹前臂至肘部，再次按免洗消毒剂至手心，用七步法涂抹双手待消毒剂干燥。

注意事项及操作要点

（1）在整个过程中双手应保持位于胸前并高于肘部，保持手尖朝上，使水由指尖流向肘部，避免倒流。

（2）流动水冲洗双手从手指到肘部，沿一个方向用流动水冲洗手和手臂，不要在水中来回移动手臂。

（3）刷手时要注意勿漏刷指间、腕部尺侧和肘窝部。

（4）干手操作过程中，注意双手不被已使用过的巾面污染。

（5）手部皮肤应无破损。

（6）冲洗双手时避免溅湿衣裤。

（7）戴无菌手套前，避免污染双手。

（8）摘除外科手套后应清洁洗手。

（翟桂香）

外科手消毒

材料对照彩图

穿脱无菌手术衣、戴无菌手套

目的

1. 穿脱无菌手术衣的目的　避免和预防手术过程中医护人员衣物上的细菌污染手术切口,同时保障手术人员安全,预防职业暴露。

2. 戴无菌手套的目的　防止患者身上的微生物感染医护人员。防止医疗人员自身的菌群传给患者,减少患者之间的传播机会。进行医疗护理操作时,确保无菌效果。

适应证

进行手术配合。

用物准备

口罩、帽子、无菌手套、无菌手术衣、无菌持物钳、钳镊缸。

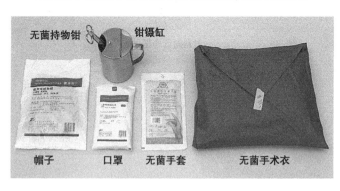

无菌持物钳　　钳镊缸

帽子　　口罩　　无菌手套　　无菌手术衣

操作步骤

（1）先进行外科手消毒。

（2）抓住折叠手术衣中部，打开折叠手术衣，双手提起衣领两端。

（3）轻轻抖开手术衣，略向上抛起，顺势双手同时插入袖筒。

（4）双手平行向前（不过肩、不低腰），巡回护士系带。

（5）选取与自己尺码相一致的手套，自戴无菌手套。

1）封闭式自戴无菌手套：双手不露出袖口；隔衣袖取一侧手套于同侧的掌侧面；指端朝向前臂，拇指相对；反折边与袖口平齐，隔衣袖抓住手套边缘并将之翻转包裹手及袖口；手伸出袖口入无菌手套内；同样方法戴另一侧手套。

2）开放式自戴无菌手套：双手伸出袖口；打开手套内衬，捏住套口翻折部，将手套取出；左右手套的大拇指对大拇指后，右手插入右手手套；戴好后的右手插入左手套翻折部内侧面，帮助左手插入手套；将手套翻折部包裹手术衣袖口。

（6）手指无空虚，保持手套外层无菌。

（7）戴好手套后解开身前腰带，提右腰带交巡回护士用无菌钳将腰带自术者身后绕到前面传递术者，将腰带系扎牢固于腰部前。

（8）用无菌盐水冲洗手套外面滑石粉。

（9）协助他人戴无菌手套：协助者将手套撑开，被戴者手直接插入手套中。

（10）手术完毕，解开腰带，巡回护士解开颈部和腰间系带，将手术衣自背部向前反折脱掉，先脱手术衣后再脱手套。

注意事项及操作要点

1. 穿脱手术衣

（1）必须在相应手术间进行。

（2）无菌手术衣不可触及非无菌区域，如有质疑立即更换。

（3）有破损的无菌手术衣或可疑污染时立即更换。

穿脱无菌手术衣、戴无菌手套

（4）巡回护士向后拉衣领时，不可触及手术衣外面。

（5）穿无菌手术衣人员必须戴好手套，方可解开腰间活结或接取腰带，未戴手套的手不可拉衣袖或触及其他部位。

（6）无菌手术衣的无菌区范围为肩以下，腰以上及两侧腋前线之间。

2.戴无菌手套

（1）开放式自戴无菌手套

1）手术人员应根据自己手的大小选择合适的手套。

2）要掌握戴无菌手套的原则，即未戴手套的手，只允许接触手套内面，不可触及手套的外面，已戴手套的手则不可触及未戴手套的手或另一手套的内面。

3）手套破损须及时更换，更换时应以手套完整的手脱去应更换的手套，但勿触及该手的皮肤。

4）戴手套时，将反折边的手套口翻转过来包裹住袖口，不可将腕部裸露。

5）感染、骨科等手术时手术人员应戴双层手套。

（2）封闭式自戴无菌手套

1）向近心端拉衣袖时用力不可过猛、袖口拉到拇指关节处即可。

2）双手始终不能露出衣袖外，所有操作双手均在衣袖内。

3）戴手套时，将反折边的手套口翻转过来包裹住袖口，不可将腕部裸露。

4）感染、骨科等手术时手术人员应戴双层手套。

（倪荔）

材料对照彩图

手术区消毒和铺巾

目的

消灭拟作切口处及其周围皮肤上的细菌。

用物准备

口罩、帽子、无菌手套、碘伏消毒剂、无菌纱布、消毒药碗、巾钳包、手术无菌巾、持物罐（卵圆钳、长镊），全身模拟人。

操作方法

准备消毒用物，如皮肤上有较多油脂或胶布粘贴的残迹，可先用汽油或松节油拭去。传统方法是术者洗手后用2%～3%碘酊涂擦皮肤3遍，待干后用75%乙醇消毒脱碘2遍。目前消毒方法有用0.5%碘尔康溶液或1：1 000苯扎溴铵溶液涂擦3遍。对婴儿，以及面部、口腔、肛门、外生殖器等部位，可选用刺激性小、作用较持久的0.75%吡咯烷酮碘消毒。在植皮时，供皮区的消毒可用75%乙醇涂擦3遍。以腹部手术为例，消毒范围至少要求上至乳头线，下至大腿上1/3，两侧至腋中线。先将消毒液倒入肚脐少许，用卵圆钳夹持浸有消毒剂（2.5%～3%碘酊）的棉球或小纱布块，由腹部中心区开始涂擦，绕过肚脐；涂擦时不留空隙；第2、第3遍都不能超出上一遍的范围。第3遍消毒完毕，翻过卵圆钳用棉球的另一侧将肚脐内的消毒液沾干。

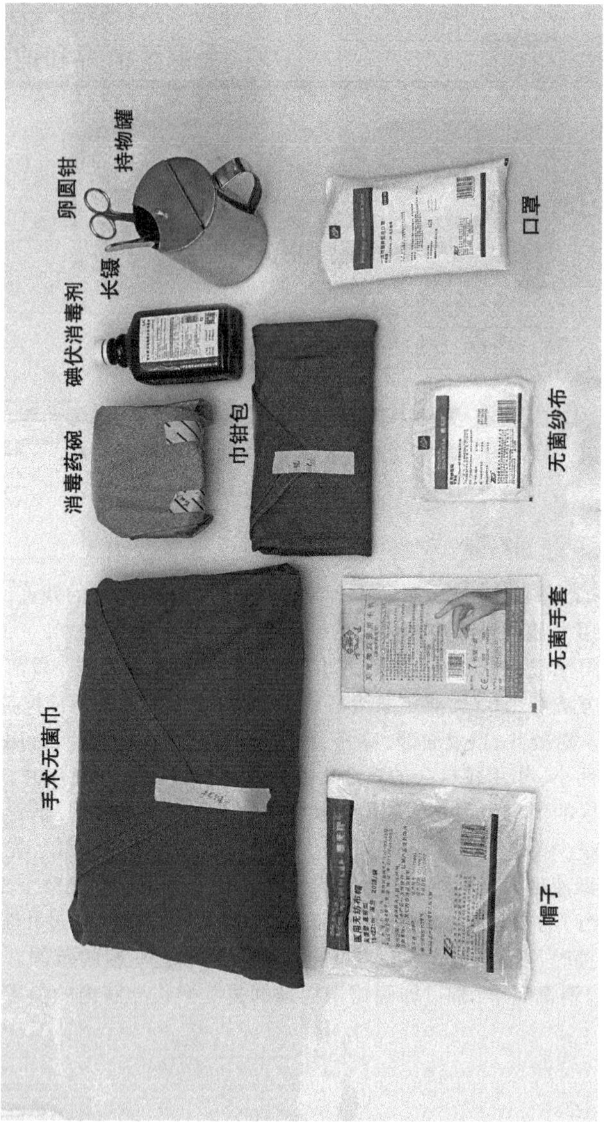

外科

卵圆钳
持物罐
长镊
碘伏消毒剂
消毒药碗
巾钳包
口罩
无菌纱布
无菌手套
手术无菌巾
帽子

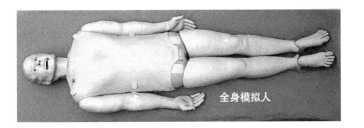

全身模拟人

手术区消毒范围的确定

（1）人体不同部位不同性质手术有不同的手术消毒区，以腹部手术——胃切除术为例，手术消毒区范围：上界为两侧腋窝皱褶处连线，也有为两乳头连线；下界至股骨上1/3处（相当于会阴部水平线）；两侧界为腋前线。

（2）颅脑手术：头及前额。

（3）颈部手术：上至下唇，下至乳头，两侧至斜方肌前缘。

（4）胸部手术：（侧卧位）前后过中线，上至锁骨及上臂1/3处，下过肋缘。

铺　巾

手术区消毒后，铺无菌巾。铺巾时每块手术巾的反折部靠近切口。铺巾的顺序是先铺铺巾者对面一侧，再铺会阴侧，再铺头侧，最后铺靠近铺巾者一侧，然后用巾钳夹住无菌巾之交叉处固定。若铺巾完毕后要修正某一铺巾只能由手术区向外移。然后再根据需要铺中单、大单，大单的头端应盖过手术架，两侧和足端部应垂下超过手术台边缘30 cm。

注意事项及操作要点

（1）消毒皮肤应由手术区中心向四周涂擦。如为感染伤口或为肛门区手术，则应从手术区的外周涂向中央处。已经接触污染部位的药液纱布不应再返回涂擦清洁处。

（2）手术区皮肤消毒范围要包括手术切口周围15 cm的区域。如手术有延长切口的可能,则应事先相应扩大皮肤消毒范围。

（高玮）

材料对照彩图

外

科

手术基本操作

目的

熟练掌握手术中的各类基本操作及其操作手法。

用物准备

口罩、帽子、无菌手套、无菌纱布、外科手术箱(手术刀片、刀柄,齿镊或平镊,圆针或三角针,线剪)、线卷、粗染色线、无菌钳包、带线缝合针、打结训练器、切开缝合模型等。

操作步骤

1. 切开

(1)选择正确的刀片:圆刃刀常用于切开皮肤,操作时使用抓持法或执弓法。

(2)绷紧皮肤:较短的切口,术者用左手食指和拇指绷紧皮肤(呈英文字母"C"形)。较长的切口,术者与助手均用左手手掌成直线压紧切口两侧,要求张力保持一致。

(3)运刀:右手执刀,使用刃腹部位,刀片平面与皮肤平面垂直,一刀完成,切口平齐,深浅合适,切开真皮层上2/3。真皮下层富含血供,一般使用电刀切开,同时能起到止血作用。运刀好坏的关键在于执刀的方法上。手指捏刀的部位应该靠前,以稳定刀柄并控制刀刃的方向和力度。以手掌的小鱼际作为支点,形成执力。

2. 止血

(1)压迫止血:一般创面渗血轻压15~20 s。较广泛的创面用热盐水纱布压迫5 min。

(2)电凝止血:用于表浅的组织出血。小的出血点,直接用电

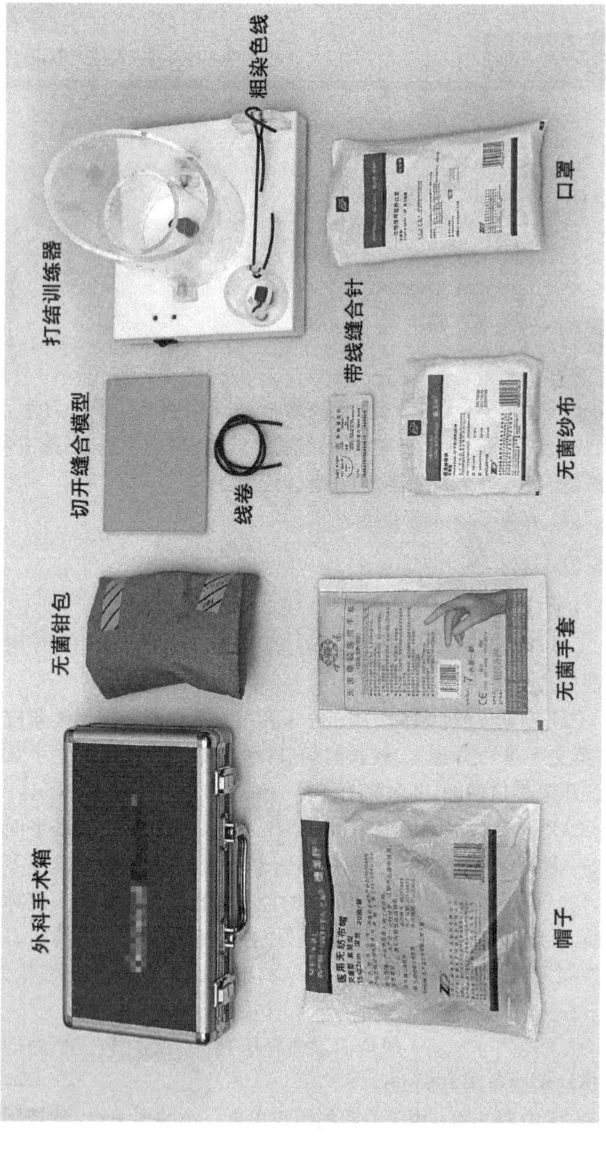

外科

粗染色线

打结训练器

切开缝合模型

线卷

无菌钳包

外科手术箱

口罩

带线缝合针

无菌纱布

无菌手套

帽子

刀电凝止血。较大的出血点,用血管钳或镊子钳夹出血部位后,用电刀接触血管钳或镊子间接电凝止血。

（3）结扎止血：单纯结扎法,助手将钳夹出血点组织的血管钳轻柔立起,显露血管钳头端,术者用血管钳带线绕过血管钳头端,进行结扎。

缝扎止血,用于钳夹组织过多、残端过短、结扎困难、线节易滑脱时。

（4）血管阻断：如肝门阻断、四肢止血带阻断等。

（5）表面止血剂：如明胶海绵、蛋白胶、止血纱布等。

3. 缝合

（1）操作熟练后的加速小技巧：掌指法（一把抓）使用持针钳,左手血管钳代替镊子。

（2）基本要求：垂直进针,手腕转动发力,顺缝针弧度运针,垂直出针。

4. 打结

（1）实用、简单的打方结方法：左手中指节+右手中指节。左手持线下交叉,左手中指打结,线结收紧；不交换手指,打右手中指结,右手在下方反向收紧线结。

（2）要点：交叉,反向,轻柔（无张力）,三点一线。

（3）深部打结：绕线方法同一般打结,关键在于利用手掌的小鱼际收线、食指压线。

（4）打结训练器的使用：打开底部电源开关,透明塑料桶底部磁铁吸住用于打结的挂钩,若操作者打结时牵拉过度致挂钩脱离底部,则出现报警声。其目的是训练"无张力"打结。

5. 拆线

（1）拆线时间：头、面、颈部伤口4～5 d拆线,胸、腹、背、臀部伤口7～9 d拆线,会阴部伤口5～6 d拆线,四肢伤口10～14 d拆线,减张伤口14 d拆线。

（2）拆线方法：平镊上提线头,使得线结呈"X"形,剪断贴皮肤的其中一根线,抽出组织内的全部线。

（沈冬威）

材料对照彩图

开放性伤口止血包扎

目的

    针对开放性伤口进行及时有效的止血包扎以利于伤患的转运。

适应证

    四肢开放性伤口伴有活动性出血者。

外科

用物准备

    消毒剂、无菌纱布、棉垫、绷带、三角巾、夹板、止血带、止血包扎模型。

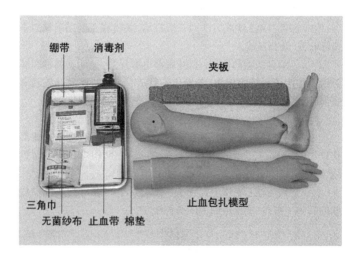

绷带　消毒剂　夹板　三角巾　无菌纱布　止血带　棉垫　止血包扎模型

操作步骤

1. 止血方法

（1）加压包扎法：为最常用急救止血方法。用敷料盖住伤口，再用绷带加压包扎。

（2）指压止血法：用手指压迫出血的血管上端，即近心端，使血管闭合阻断血流达到止血目的。适用于头、面、颈部及四肢的动脉出血急救。

（3）止血带止血法：适用于四肢大血管破裂或经其他急救止血无效者。橡皮止血带止血法常用气囊止血带或长1m左右的橡皮管，先在止血带部位垫一层布或单衣，以一手持止血带，另一手拉紧止血带绕肢体缠2～3圈，并将橡皮管末端压在紧缠的橡皮管下固定。

2. 包扎方法

（1）绷带包扎法：主要用于四肢伤口的包扎及敷料、夹板的固定等。包括环形包扎法，主要用于腕部和颈部；"8"字形包扎法，主要用于关节附近的包扎；螺旋形包扎法，主要用于上肢和大腿；人字形包扎法，多用于前臂和小腿等。

（2）三角巾包扎法：依据伤口不同部位，采用不同的三角巾包扎方法。

注意事项及操作要点

（1）动作轻柔，止血有效，固定确实，尽量避免二次损伤。

（2）迅速暴露伤口并检查，采取急救措施。

（3）有条件者应对伤口妥善处理，如清除伤口周围油污，局部消毒等。

（4）使用止血带必须包在伤口的近心端；局部给予包布或单衣保护皮肤；在上止血带前应抬高患肢2～3 min，以增加静脉血向心回流；必须注明每一次上止血带的时间，并每隔60 min放松止血带一次，每次放松止血带的时间为3～5 min，松开止血带之前应用手压迫动脉干近端;绑止血带松紧要适宜,以出血停止、远端摸不到脉搏搏动为好。

(5)包扎材料尤其是直接覆盖伤口的纱布应严格无菌,没有无菌敷料则尽量应用相对清洁的材料,如干净的毛巾、布类等。

(6)包扎不能过紧或过松,打结或固定的部位应在肢体的外侧面或前面。

(7)止血带应用后需注明时间以备转运。

(沈彬)

材料对照彩图

脊柱损伤搬运

目的

将怀疑颈椎损伤的患者由受伤地安全转移到担架上并进行转运。

适应证

所有怀疑有颈椎损伤的患者。

用物准备

脊柱固定担架、固定带、颈托、急救箱、头部固定器、成人全身模拟人(必要时可就地取材,如木板、门板、沙袋、衣物、书本等)。

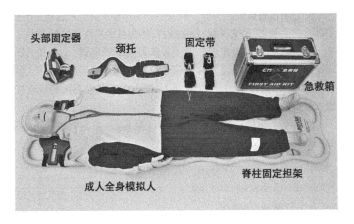

头部固定器　　颈托　　　固定带　　　急救箱　　FIRST AID KIT　　急救箱

成人全身模拟人　　　　脊柱固定担架

外科

操作步骤

1. **现场评估** 观察周围环境安全后,急救员正面走向伤者表明身份;告知伤者不要做任何动作,初步判断伤情,简要说明急救目的。急救员命助手A协助进行颈托固定,助手B准备颈托、脊柱板等搬运物品。

2. **体位** 仰卧位,头部、颈部、躯干、骨盆应以中心轴线位,脊柱不能屈曲或扭转。

3. **安置预托** 头锁固定颈部位置,于患者右侧检查颈部情况,指出"考虑颈椎损伤,予上颈托"。一人站在患者头侧,先用颈托固定颈部。

4. **检查伤情** 全身体检。继续以头锁固定头部,另一人检查伤情。检查顺序为头顶、额部、上颌部、下颌部、鼻骨、双耳、口腔、气管、胸部、腹部、会阴、骨盆、下肢、上肢。并报告伤情(口述:无畸形、无压痛、无出血)。

5. **整体侧翻及检查背部伤情** 将准备好的脊柱板平放于患者左侧,分别出单手将脊柱板拉至伤员背后,再次指挥轴转患者为仰卧位。

6. **急救员肩锁固定头部** 两助手分别用单手握脊柱板边,另一手握自己手腕部,呈交叉状,根据指挥,将伤员平移至脊柱板正中。

7. **脊柱板上固定患者** 助手A安置头部固定器,助手B上固定带。木板或硬质担架上(4条带子位置分别是胸与肱骨水平、前臂与腰水平、大腿水平、小腿水平)。然后头部的左右两侧用软枕或衣服等物固定。

8. **转运** 医师指挥平稳抬起患者,足先行,急救员在头侧,同时观察头颈部情况及病情变化。

注意事项及操作要点

(1) 尽量减少副损伤。

(2) 口令简洁,操作规范,动作流畅,配合默契,过程紧凑。

（3）三人用手分别托住患者的头、肩、臀和下肢，动作一致地将患者托起，平放在门板上或其他硬板上。

（4）对于颈髓损伤的患者，需加一人专门托头部，并沿纵轴向上稍牵引，置于平板后使用沙袋、衣物放置于患者颈部两侧加以固定。

（5）翻身搬运时需同轴翻身。

（麻彬）

材料对照彩图

换　药

目的

预防和控制创面感染,消除妨碍伤口愈合的因素,促进伤口愈合。

适应证

(1)手术后无菌的伤口,如无特殊反应,3～5 d后第一次换药。

(2)感染伤口,分泌物较多,应每天换药1次。

(3)新鲜肉芽创面,隔1～2 d换药1次。

(4)严重感染或置引流的伤口及粪瘘等,应根据其引流量的多少,决定换药的次数。

(5)烟卷引流伤口,每天换药1～2次,并在术后12～24 h转动烟卷,并适时拔除引流。橡皮膜引流,常在术后48 h内拔除。

(6)橡皮管引流伤口,术后2～3 d换药,引流3～7 d更换或拔除。

禁忌证

各种病情危重,生命体征不平稳的患者如休克,防止因换药影响患者的抢救或因换药疼痛加重病情变化。

用物准备

口罩、帽子、无菌手套、换药包、碘伏棉球、生理盐水棉球、无菌纱布、胶布、换药模型、持物罐(剪刀、长镊)。

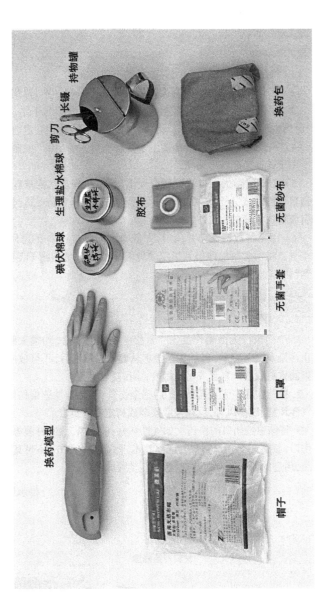

剪刀　长镊　持物罐

碘伏棉球　生理盐水棉球

胶布

换药包

无菌纱布

无菌手套

口罩

帽子

换药模型

操作步骤

（1）换药前操作者应洗手，并戴好帽子和口罩。

（2）充分暴露换药区域，移去外层敷料。

（3）用镊子或血管钳轻轻揭去内层敷料，如分泌物干结、黏着，可用生理盐水润湿后揭下。将污敷料内面向上，放在弯盘内。

（4）一只镊子或血管钳直接用于接触伤口，另一镊子或血管钳专用于传递换药碗中物品。

（5）乙醇或碘伏棉球消毒伤口周围皮肤，生理盐水棉球轻拭去伤口内脓液或分泌物，拭净后根据不同伤口选择用药或适当安放引流物。消毒3遍。

（6）用无菌敷料覆盖并固定，贴胶布方向应与肢体或躯干长轴垂直。将污敷料棉球扔到指定的垃圾桶，将用过的镊子药碗放置到污物箱。

注意事项及操作要点

1. 严格执行无菌操作技术　凡接触伤口的物品，均须无菌。防止污染及交叉感染，各种无菌敷料从容器内取出后，不得放回，污染的敷料须放入弯盘或污物桶内，不得随便乱丢。

2. 换药次序　先无菌伤口，后感染伤口，对特异性感染伤口，如气性坏疽、破伤风等，应在最后换药或指定专人负责。

3. 特殊感染伤口的换药　如气性坏疽、破伤风、绿脓杆菌等感染伤口，换药时必须严格执行隔离技术，除必要物品外，不带其他物品，用过的器械要专门处理，敷料要焚毁或深埋。

（杨永康）

材料对照彩图

拔 甲 术

目的

拔除病甲,配合甲下疾病或甲周疾病的治疗。

适应证

外伤致甲下积血、甲根断裂或甲板与甲床分离;甲沟炎引起弥漫性甲下积脓或甲根脓肿;嵌甲合并感染;顽固性甲癣、甲周疣、甲下疾病的辅助治疗。

禁忌证

瘢痕体质;患有血友病或出血倾向者;局部有慢性放射性皮炎或半年内曾接受放射治疗;有精神病症状或情绪不稳定者。

术前准备

感染较重时,使用抗生素抗感染治疗;全身情况较差者,改善患者全身情况,保证手术安全;告知患者或其家属手术风险(出血、疼痛、感染、甲板畸形等),必要时签字。

用物准备

口罩、帽子、清创包(蚊式止血钳、尖刃刀、洞巾)、5 mL注射器、2%利多卡因注射液5 mL、无菌手套、凡士林纱布、无菌纱布、止血带或橡皮筋、消毒用物、胶布、拔甲模型。

外

科

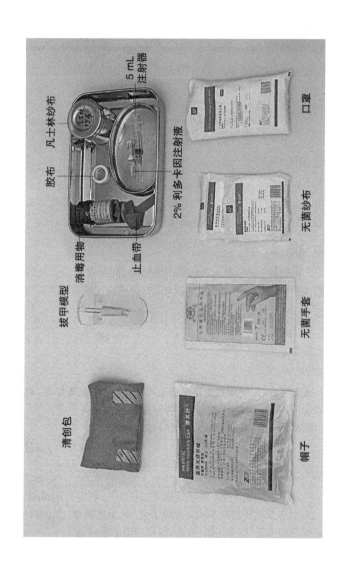

5 mL 注射器

凡士林纱布

胶布

消毒用物

拔甲模型

2% 利多卡因注射液

止血带

口罩

无菌纱布

无菌手套

清创包

帽子

操作步骤

（1）手术区域常规消毒、铺巾。

（2）实施指（趾）神经阻带麻醉，麻醉两侧指（趾）固有神经。

（3）用止血带或橡皮筋扎紧指（趾）根部，控制出血。

（4）先在甲根两侧各做一纵向切口，用尖刃刀顺甲根分离甲上皮。

（5）用蚊式止血钳从指（趾）甲尖端插入甲床与甲板间隙，分开止血钳将甲板与甲床分离。

（6）当甲板完全游离后，用止血钳夹持甲板的一侧向另一侧翻卷，使指（趾）甲脱离甲床。

（7）检查甲床无甲刺、甲片残留。

（8）用凡士林纱布覆盖甲床，外敷无菌纱布。

（9）撤除止血带。

注意事项及操作要点

（1）麻醉剂内不可加用肾上腺素，以免小动脉痉挛，造成手指（脚趾）血运障碍。麻药注射总量不要超过5 mL。

（2）用尖刃刀分离甲上皮时，注意不要使其损伤，以免日后从甲上皮生出的指甲永久畸形。

（3）分离甲板、甲床时，注意避免损伤甲床。

（4）拔除指（趾）甲后，如甲床不平整，宜用刀刃轻轻将其刮平，以免日后新甲高低不平。

（5）合并甲癣时，因甲板较脆，难以翻转拔甲，可在甲下分离后直接拔除。

（6）手术结束时一定要撤除止血带。

（朱晓强）

材料对照彩图

拔甲术

体表肿物切除术

目的

掌握体表肿物手术适应证、手术方法、手术技巧。

适应证

(1) 明确诊断体表部肿瘤。

(2) 术前明确诊断肿块未与深部组织(肌肉、骨骼、腔隙相同,必要时超声检查给予鉴别)。

(3) 肿块大小适中。

禁忌证

(1) 各类肿块急性炎症期。

(2) 肿块切缘区域皮肤炎症期(包括细菌、真菌等感染)。

(3) 结核引起的冷脓肿。

(4) 口服阿司匹林等抗凝药物术前未停用者。

(5) 血液系统疾病、凝血功能障碍。

(6) 其他不适宜门诊手术的患者。

用物准备

口罩、帽子、外科手术箱(血管钳、镊子、尖刀片和相应的刀柄、剪刀)、缝合包(无菌杯、小洞巾等)、无菌纱布、碘伏棉球、2%利多卡因注射液、5 mL注射器、胶布、无菌手套、带线缝合针、持物罐(卵圆钳、长镊子)、体表肿块切除模型。

外科

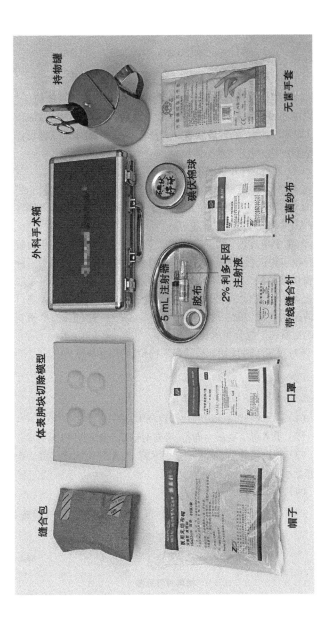

持物罐

无菌手套

外科手术箱

硬块棉球

无菌纱布

5 mL 注射器

胶布

2% 利多卡因注射液

带线缝合针

体表肿块切除模型

口罩

缝合包

帽子

操作步骤

（1）术前：再次确认体表肿块的部位、大小、边界等情况。

（2）体位及切口选择：原则上在肿块表面作一直线切口，长度以略超过肿块直径为宜；按照皮肤纹路选择切口为横或纵向切口；如切口较大，预计皮肤难以愈合者可采用梭形切口；体位以充分暴露肿块、便于手术的体位为宜。

（3）准备：打开手术包裹，戴无菌手套。

（4）对术区消毒铺巾：一般消毒范围需超过肿块周围15 cm。

（5）麻醉：一般采用局部麻醉；药物多使用2%利多卡因注射液；沿手术切口进行皮下注射。

（6）手术过程：切开皮肤及皮下组织，暴露肿块，使用血管钳对肿块包膜进行钝性分离，力求完整暴露肿块，使用组织剪沿肿块包膜切除肿块；如在分离或切除过程中出血，小出血点可采取压迫止血，大出血点必要时可结扎或缝扎止血；如肿块过大则可根据情况作分块切除。肿块切除后对术区进行再次止血，严密观察无出血后逐层缝合手术切口。

（7）术后：肿块切除后送病理检验，明确肿块性质。

注意事项及操作要点

（1）手术前建议标记肿块位置范围。

（2）手术者需要量力而行，必要时请示上级医师协同手术。

（3）肿块切除后，需要检查手术野，有无肿块病灶残留。止血严密。

（4）手术记录完整。

（过欣来）

材料对照彩图

脓肿切开引流术

目的

清除脓液及腐败坏死物,缓解局部疼痛、肿胀及张力,防止感染进一步扩散或侵入血循环导致严重并发症。

适应证

(1)浅表脓肿已有明显波动。

(2)深部脓肿穿刺证实有脓液。

(3)口底蜂窝织炎、手部感染及其他特殊部位的脓肿,应于脓液尚未聚集成明显脓肿前实施手术。

用物准备

口罩、帽子、外科手术箱(小弯血管钳1把、镊子1把、11号尖刀片和相应3号刀柄、剪刀)、手术包(无菌杯、纱布、小洞巾、治疗碗)、碘伏棉球、2%利多卡因注射液10 mL、5 mL注射器、胶布1卷、凡士林纱布1条、无菌纱布、无菌手套、带线缝合针、持物罐(卵圆钳、长镊子)、脓肿切开引流模型、脓液培养管。

操作步骤

1. 消毒 由手术区中心向四周,一般消毒3遍,用碘伏或酒精消毒,铺无菌巾。

2. 麻醉 浅表脓肿可采用1%利多卡因局部浸润麻醉,但应注意注射药物时应从远处逐渐向脓腔附近推进,避免针头接触感染区域。

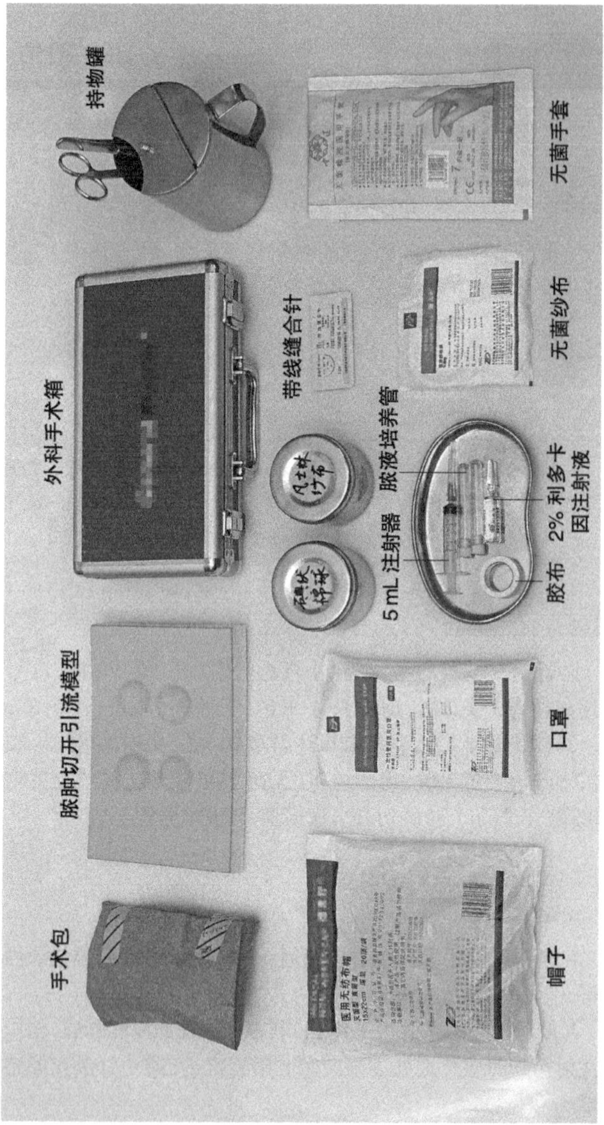

外科

持物罐

无菌手套

外科手术箱

带线缝合针

无菌纱布

脓液培养管

5 mL 注射器

胶布 2% 利多卡因注射液

脓肿切开引流模型

口罩

手术包

帽子

3. 切开及排脓

（1）于脓肿中央用尖刀作一适当的刺入，然后用刀向上反挑一切口，即可见到脓液排出，用注射器抽取适量脓液送细菌培养及药敏试验。

（2）待脓液排净后，以止血钳或手指伸入脓腔，探查其大小、位置以及形状，据此确定切口是否大小合适、方向适当。

（3）遇脓腔内有纤维膈膜将其分隔为多个小房者，应用手指钝性分离，使其变为单一大脓腔，以利引流。

（4）术者切忌动作粗暴而损伤血管导致大出血；或挤压脓肿，造成感染扩散。

4. 引流

（1）脓肿切开当天应使用凡士林纱布引流。可将纱布的一端送到脓腔底部，使其充填脓腔；另一端留置于脓腔口，注意为使引流口有足够的宽敞度，引流物充填时应当底松口紧，使伤口呈漏斗形最为理想。外部以无菌纱布包扎。

（2）术后第2天更换包扎敷料及引流条，以后可根据引流液量及脓腔愈合情况，逐步更换为油纱条或盐水纱条引流，并最终拔除。

（3）因局部解剖关系切口不能扩大或脓腔过大者，可在两极做对口引流，充分敞开脓腔，以甲硝唑或庆大霉素冲洗脓腔。

脓肿切开引流术

并发症及处理

1. 出血　脓肿壁渗血不应盲目止血，可用凡士林条填塞压迫以达止血目的。

2. 感染扩散　局部引流调整，外加全身敏感抗生素使用。

其他相关知识

（1）在波动最明显处作切口。

（2）切口做在脓腔的最低位，长度足够，以利引流。

（3）切口方向选择与大血管、神经干、皮纹平行,避免跨越关节,以免瘢痕收缩,影响关节功能。

（4）切口不要穿过对侧脓腔壁达到正常组织,以免感染扩散。

（5）脓肿切开后切口经久不愈,可能与脓腔引流不畅,异物存留或冷脓肿有关。

注意事项及操作要点

（1）动作熟练,尽量减少周围血管神经组织损伤。

（2）深脓肿切口的方向应与动、静脉和神经的走行方向平行,以避免损伤。

（3）切开深脓肿前,应注意邻近重要组织的解剖关系——尤其对神经和血管,切勿损伤。如股内侧深脓肿,应注意股动、静脉和股神经;腘窝脓肿,要注意腘动、静脉和胫神经;腋窝部脓肿,要注意腋动、静脉和臂丛神经。

（杨飘）

材料对照彩图

外科

胸腔闭式引流术

目的

排出胸膜腔的气体或液体,使得肺组织重新张开而恢复功能。

适应证

(1) 各种类型的气胸、中等量及以上血胸。
(2) 脓胸积液量较多且黏稠者。
(3) 支气管胸膜瘘或食管吻合口瘘、食管破裂者。
(4) 持续渗出胸腔积液者。
(5) 开胸手术后、开放性胸外伤者。

禁忌证

(1) 凝血功能障碍有出血倾向者。
(2) 肝性胸腔积液者。
(3) 非胸膜腔内积气或积液者。

用物准备

口罩、帽子、胸外置胸管包、一次性使用闭式引流瓶(水封瓶、引流管、连接管)、生理盐水、碘伏消毒剂、无菌纱布、无菌手套、2%利多卡因注射液、5 mL注射器、带线缝合针、贴膜、胸片或CT,胸腔闭式引流模拟人。

操作步骤

1. 体位和定位　气胸患者采取头略高半卧位,在锁骨中

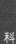

外科

2% 利多卡因注射液

贴膜

碘伏消毒剂

带线缝合针

5 mL 注射器

口罩

无菌手套

生理盐水

连接管

无菌纱布

引流管

胸外置胸管包

胸腔引流水封瓶

帽子

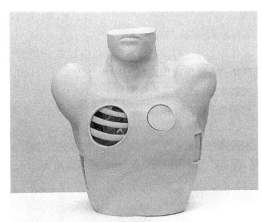

胸腔闭式引流模拟人

线第二肋间切口部位（周围 15 cm 范围）常规消毒，铺无菌孔巾。胸腔积液的定位一般依据查体、超声或影像学检查予以确定。

2. 麻醉　1% ～ 2% 利多卡因注射液局部浸润麻醉，包括皮肤、皮下、肌层及肋骨骨膜，麻醉至壁层胸膜后，再稍进针试验性抽吸，待抽出液体或气体后即可确诊。

3. 切口　沿肋间做 2 ～ 3 cm 的切口，用 2 把弯血管钳交替钝性分离胸壁肌层，于肋骨上缘穿破壁层胸膜进入胸腔。此时有明显的突破感，同时切口中有液体溢出或气体喷出。

4. 置管　用止血钳撑开，扩大创口，用另一把血管钳沿长轴夹住引流管前端，顺着撑开的血管钳将引流管送入胸腔，其侧孔应在胸内 3 cm 左右。

5. 接水封瓶　引流管远端接水封瓶或闭式引流袋，观察水柱波动是否良好，必要时调整引流管的位置。

6. 固定　缝合皮肤，固定引流管，同时检查各接口是否牢固，避免漏气。

注意事项及操作要点

（1）操作前必须进行辅助检查及体格检查。

（2）严格遵守无菌操作原则。

（3）观察水封瓶气泡逸出情况。

（4）监测患者症状、体征，警惕复张性肺水肿，必要时复查胸片。

（5）术后观察引流液少于50 mL或无气体溢出，胸片呈肺膨胀或无漏气，且患者无呼吸困难或气促时，可考虑拔管。

（汪进益）

材料对照彩图

心包穿刺术

目的

(1) 明确心包积液的病因。

(2) 抽取心包积液,以解除填塞症状。

(3) 心包腔内注入药物。

适应证

(1) 动脉夹层及梗死后游离壁破裂是紧急引流适应证,应立即进行。

(2) 若动脉夹层患者未及时接受手术治疗,且患者状况不稳定无法适应转诊,应尝试穿刺后少量引流心包积血稳定患者病情。

(3) 对于疑似化脓性、结核性或肿瘤性心包炎或已确诊症状经治疗未缓解的患者,推荐心包穿刺术。

(4) 约1/3大量心包积液(> 20 mm)患者会出现心包填塞,可考虑引流术。

(5) 若患者积液较多,无血流动力学异常,心包引流术不是必要手段。

禁忌证

(1) 凝血紊乱无法纠正。

(2) 正接受抗凝治疗且INR > 1.5。

(3) 血小板计数 < 50×10^9/L。

(4) 微小后壁包裹性心包积液。

外

科

用物准备

口罩、帽子、无菌手套、ARROW 穿刺导管套包、50 mL 注射器、5 mL 注射器、2%利多卡因注射液、碘伏消毒剂、穿刺包、贴膜、带线缝合针,心包穿刺模拟人。

操作步骤

(1)术前向患者说明穿刺目的,消除紧张情绪,必要时予镇静剂。

(2)患者取半卧位,检查血压和心率,并做记录。

(3)穿刺部位为剑突下与左肋缘相交的夹角处(常用路径);左侧第五肋间,心浊音界内侧 1～2 cm 处。

(4)术前床边做心脏彩超沿穿刺路径再次明确积液范围。

(5)常规皮肤消毒,打开穿刺包及无菌手套。

(6)术者铺巾,局部麻醉后,持穿刺针按选定部位及预定方向缓慢推进,同时回抽注射器保持负压。当刺入心包腔时,感到阻力突然消失,见液体被抽出,置入导丝,扩皮,置入引流导管,抽出导丝,注射器回抽见引流通畅,缝针打结固定引流管,外接引流袋或抽液。

(7)抽液或引流完毕,若需注入药物,将事先准备好的药物注入后拔出穿刺针,纱布覆盖或夹闭引流管。

注意事项及操作要点

(1)尽可能使用心脏彩超或辅助透视检查。

(2)嘱患者在穿刺过程中切勿咳嗽或深呼吸。

(3)抽取到液体后首先观察液体是否凝固,以判断是否为心包积液。若抽出鲜血,立即停止抽吸,并严密观察有无心包填塞出现。化脓性心包炎时,穿刺排脓、注药。

(4)穿刺到液体后即固定穿刺针,避免在放置导丝过程中穿刺针深入或滑出。

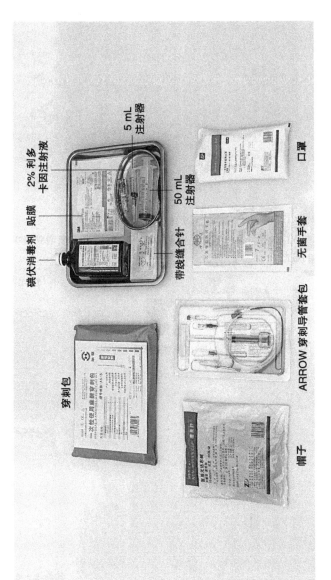

碘伏消毒剂　贴膜　2% 利多卡因注射液

5 mL 注射器

50 mL 注射器

带线缝合针

口罩

无菌手套

穿刺包

ARROW 穿刺导管套包

帽子

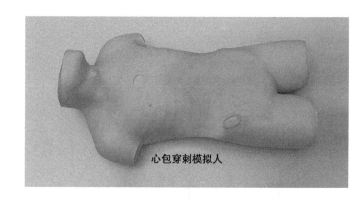

心包穿刺模拟人

（5）穿刺结束后建议再次床边做心脏彩超留图。

（6）抽液量第一次不宜超过200 mL，以后再抽渐增到300～500 mL。

（忻元峰）

材料对照彩图

妇 产 科

双合诊、三合诊检查

目的

(1) 扪清阴道、宫颈、宫体、输卵管、卵巢、子宫韧带、宫旁结缔组织及盆腔内其他器官和组织有无异常。

(2) 扪清后倾或者后屈子宫大小,发现子宫后壁、宫颈旁、直肠子宫陷凹、宫底韧带和盆腔后部病变,估计盆腔内病变范围及其与子宫或直肠的关系,特别是肿瘤与盆壁间的关系,以及扪诊阴道直肠隔、骶骨前方或直肠内有无病变。

适应证

疑为妇产科疾病或须排除妇产科病的患者及体检中妇科盆腔检查者。

禁忌证

(1) 无性生活史者禁做双合诊检查。若病情需要必须实施者,须经患者及其家属同意并签字。

(2) 危重患者若非必须立即行妇科检查,可待病情稳定后再实施。

用物准备

口罩、帽子、一次性中单、一次性手套、妇产科检查模型。

操作步骤

(1) 一手食指和中指放入阴道,另一手在腹部配合检查。

(2) 检查子宫,应了解子宫大小、形状、位置、质地和活动度。

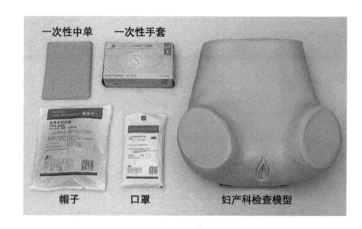

一次性中单　　一次性手套

帽子　　　　口罩　　　　妇产科检查模型

（3）检查附件，检查有无肿块及压痛，与子宫的关系。

（4）在进行双合诊的同时放入阴道内的另一手指伸入肛门进行腹部、阴道、直肠联合检查。

注意事项及操作要点

（1）人文关怀，注意环境温度、保护患者隐私。

（2）男医师进行检查时，需有其他医护人员在场。

（3）嘱其排空膀胱。

（4）患者腹肌紧张时，可边检查边与患者交谈，以减轻患者紧张情绪，使其张口呼吸而使腹肌放松。

（5）双指放入阴道后，如果患者有疼痛不适时，可用一指代替双指检查。

（6）将手指伸入肛门时，可嘱患者像解大便一样用力向下屏气，使肛门括约肌自动松弛，减轻患者疼痛和不适感。

（杨洁）

材料对照彩图

妇产科

宫颈刮片、宫颈液基细胞学检查

目的

(1) 检查宫颈脱落细胞的形态是否正常。

(2) 以TBS分类系统报告宫颈细胞学的检查结果。

(3) 宫颈癌筛查的核心部分。

适应证

(1) 可疑外阴、阴道、宫颈、子宫内膜等部位肿瘤或炎症。

(2) 阴道排液、可疑输卵管肿瘤。

(3) 明确具体雌激素水平。

(4) 宫颈、阴道病毒感染。

(5) 有性生活女性体格检查必查项目。

禁忌证

(1) 月经期。

(2) 急性生殖道感染期。

(3) 不提倡在不知道宫颈细胞学是否正常的情况下滥用阴道内雌、孕激素。否则会干扰对宫颈细胞学的诊断。在得知宫颈细胞学异常后,不应滥用阴道内雌、孕激素,影响后续的检查结果。

一、宫颈刮片

用物准备

口罩、帽子、一次性手套、窥阴器、玻片、标本瓶、采样拭子、长棉签、宫颈刮板、一次性中单、细胞刷、鹅颈灯(诊室检查床上)、妇

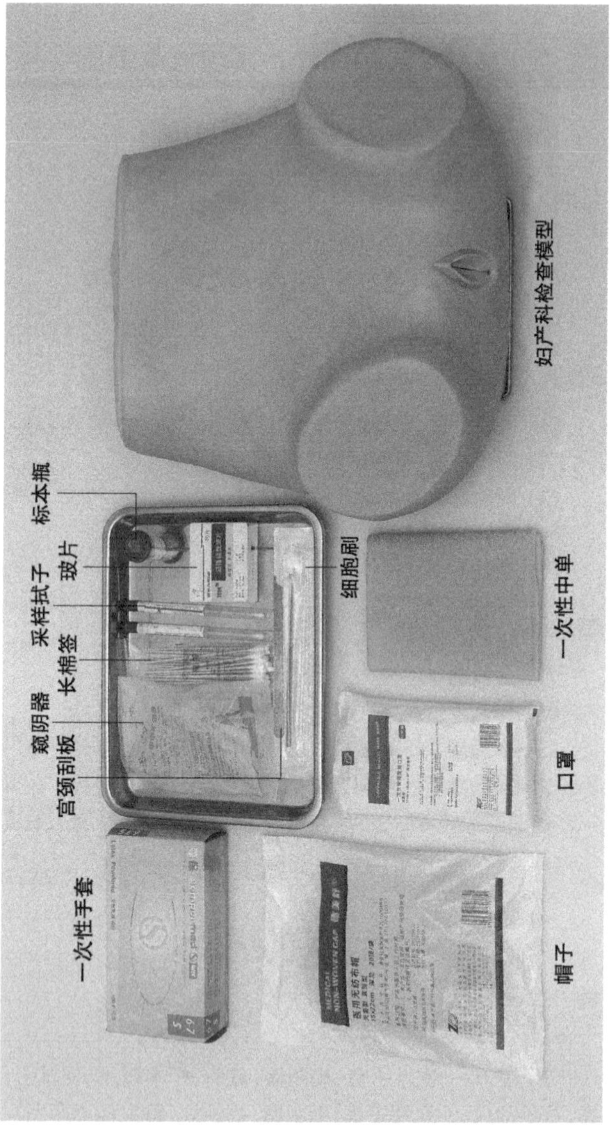

妇产科

妇产科检查模型

标本瓶

采样拭子

玻片

窥阴器 长棉签

细胞刷

宫颈刮板

一次性中单

口罩

一次性手套

帽子

产科检查模型。

操作步骤

（1）准备玻片，标记患者姓名。

（2）患者膀胱截石位，放置窥阴器，暴露宫颈。

（3）长棉签擦拭宫颈表面分泌物。

（4）宫颈刮板小头插入宫颈口，大头紧贴在宫颈表面，旋转3～5圈。

（5）宫颈刮板倾斜45°，沿同一方向涂在玻片上。

注意事项及操作要点

（1）人文关怀，注意环境温度、保护患者隐私。

（2）男医师进行检查时，需有其他医护人员在场。

（3）嘱其排空膀胱。

（4）宫颈刮片后玻片需及时放置固定液中固定。

二、宫颈液基细胞学检查

用物准备

口罩、帽子、碘伏棉球、一次性手套、窥阴器、细胞刷、标本瓶（细胞保存液）、鹅颈灯（诊室检查床上）、一次性中单、妇产科检查模型。

操作步骤

（1）准备细胞保存液的小瓶，标记患者姓名。

（2）患者膀胱截石位，放置窥阴器，暴露宫颈。

（3）将特制毛刷伸入宫颈管内1 cm，旋转5～6圈（同向）。

（4）将特制毛刷头放入细胞保存液。

妇 产 科

细胞刷　窥阴器　碘伏棉球　标本瓶

一次性手套

一次性中单

口罩

帽子

妇产科检查模型

注意事项及操作要点

（1）标本采集前3天应避免性交、阴道检查、阴道冲洗及上药。

（2）宫颈黏液较多时应使用干棉签将其轻轻地拭去。

（3）阴道出血时应避免采集标本。

（4）可将细胞固定于液态储罐中，使用时制备成细胞涂片，特定的固定液可将红细胞和黏液溶解，使细胞形态更加清晰，易于观察。

（杨洁）

材料对照彩图

四步触诊法与骨盆外测量

一、四步触诊法

目的

  检查子宫的大小，了解胎产式、胎先露、胎方位及胎先露部是否衔接。

用物准备

口罩、帽子、四步触诊模型。

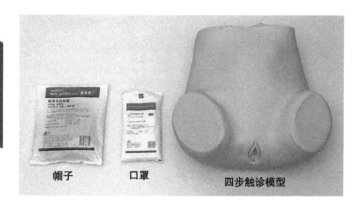

帽子   口罩   四步触诊模型

操作步骤

  1. 第一步 嘱患者双腿屈曲，左手食指触及宫底，估计宫底高度与孕周是否相符，以双手指腹交替轻推，分辨宫底处是胎体的哪一部分，圆而硬且有浮球感的为胎头，宽而软且不规则的为胎臀。

2. 第二步　检查者双手置于子宫两侧,一手固定,另一手深按,双手交替进行。分辨胎背及胎儿四肢各在母体腹壁的哪一侧,平坦饱满者为胎背,高低不平,有结节者为胎儿肢体。

3. 第三步　检查者右手拇指与其余四指分开,置于耻骨联合上方,握住先露部,按第一步特点判断先露是头还是臀;再左右推动先露部,以确定是否入盆,能被推动提示未入盆,反之提示入盆。

4. 第四步　检查者面对孕妇足部,动作要轻柔。双手分别插入先露部两侧,向骨盆入口深按,再一次核对先露部的诊断是否正确,并确定先露部入盆程度。

注意事项及操作要点

(1) 医师先做自我介绍,向患者讲明本次检查的目的,取得患者的理解和配合。

(2) 请患者排空膀胱,仰卧于检查床上,暴露腹部,双腿略屈外展,腹肌放松。

(3) 手消毒,并搓热双手,保持双手温暖。

(4) 检查者位于孕妇右侧并面对孕妇头部。

(5) 检查过程中注意保护患者隐私。

(6) 检查完毕协助患者穿好衣物,整理好检查物品。

二、骨盆外测量

目的

评估骨盆大小及形状,判断胎儿能否阴道分娩。

用物准备

口罩、帽子、骨盆测量器、软尺、超声波多普勒胎心仪、超声耦合剂、骨盆外测量模型。

四步触诊法与骨盆外测量

妇产科

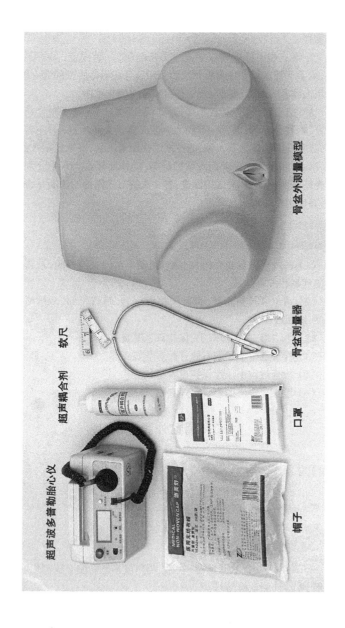

超声波多普勒胎心仪　　超声耦合剂　软尺　骨盆测量器　骨盆外测量模型

帽子　口罩

操作步骤

1. 髂棘间径　是指两侧髂前上棘外侧缘间的距离。

（1）协助孕妇伸腿仰卧位于检查床上。

（2）触清两侧髂前上棘，测量两侧髂前上棘外侧缘间的距离。

（3）查看数据并记录。正常值为 23～26 cm。

2. 髂嵴间径　是指两侧髂嵴外缘的距离。

（1）协助孕妇伸腿仰卧位于检查床上。

（2）测量两侧髂嵴外缘间的最宽距离。

（3）查看数据并记录。正常值为 25～28 cm。

3. 骶耻外径　为耻骨联合上缘中点至第五腰椎棘突下凹陷处的距离。第五腰椎棘突下，相当于菱形窝上角，或相当于两侧髂嵴联线中点下 1～1.5 cm 处。

（1）协助孕妇取左侧卧位，右腿伸直，左腿屈曲。

（2）测量耻骨联合上缘中点至米氏菱形窝上角间的距离。

（3）查看数据并记录。正常值为 18～20 cm。

4. 坐骨结节间径　是指两侧坐骨结节内侧缘的距离。

（1）协助孕妇呈仰卧位，两腿弯曲双手紧抱双膝，使髋关节和膝关节全屈。

（2）测量两侧坐骨结节内侧缘的距离。

（3）查看数据并记录。正常值为 8.5～9.5 cm。

5. 出口后矢状径　是指坐骨结节连线的中点至骶尾关节的距离。

（1）协助孕妇呈仰卧位，两腿弯曲，双手紧抱双膝，使髋关节和膝关节全屈。

（2）检查者右手食指戴指套并涂润滑油后，伸入肛门，指腹朝骶骨方向与拇指共同协作找到骶尾关节后予以标记。若骶尾关节已固定，则以尾骨尖为标记，测量从标记处至出口横径中点间的距离，即为后矢状径。

（3）查看数据并记录。正常值为 8～9 cm。

6.耻骨弓角度　可以反映骨盆出口横径的宽度。

（1）协助孕妇呈仰卧位,两腿弯曲,双手紧抱双膝。

（2）用左右两拇指尖斜着对拢,放置于耻骨联合下缘,左右两拇指平放于耻骨降支上面。

（3）测量两拇指间的角度并记录。正常值为90°。

注意事项及操作要点

（1）检查过程中注意保护患者隐私。

（2）检查完毕协助患者穿好衣物,整理好检查物品。

（雷蕾）

材料对照彩图

妇
产
科

分段诊刮术

目的

分段诊刮术是通过刮出子宫颈管黏膜和子宫内膜用于排除宫颈管癌、子宫内膜癌等恶性肿瘤。

适应证

(1) 异常子宫出血,为排除宫颈管黏膜、子宫内膜病变。

(2) 功能性子宫出血的诊断及治疗。

禁忌证

(1) 急性生殖道炎症。

(2) 严重的全身性疾病。

(3) 手术当日体温 > 37.5℃。

用物准备

口罩、帽子、刮宫包、无菌手套、碘伏棉球、无菌纱布、标本袋、一次性中单、妇产科检查模型。

操作步骤

(1) 戴无菌手套。

(2) 常规消毒外阴3遍,消毒阴道3遍,铺无菌巾,行双合诊检查。

(3) 用窥阴器扩张阴道,消毒阴道穹窿、消毒阴道宫颈、消毒阴道颈管。

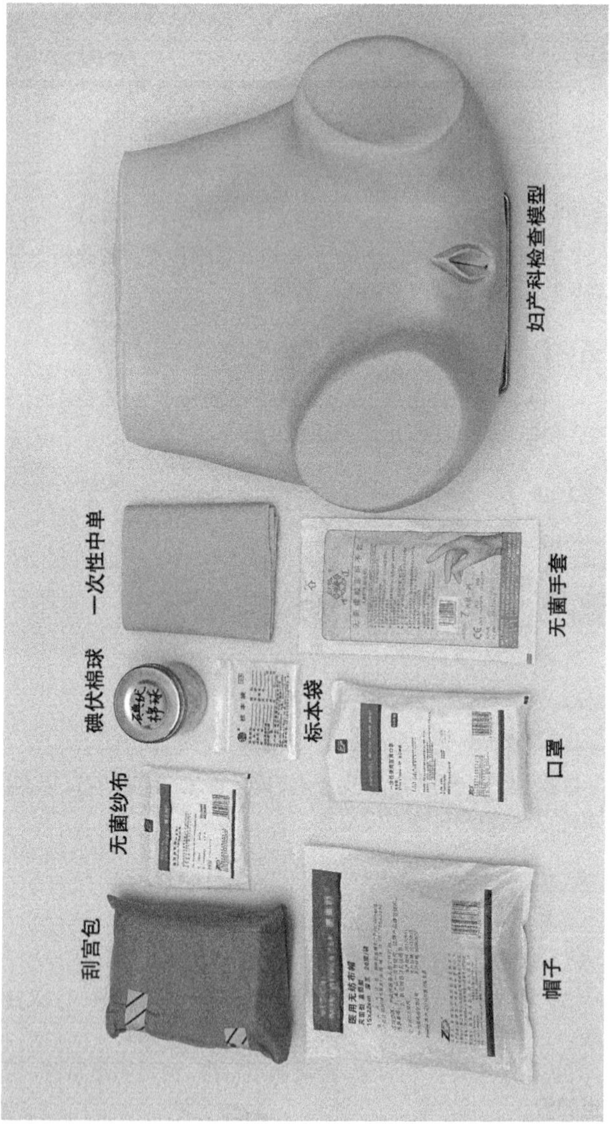

妇产科检查模型

一次性中单

无菌手套

碘伏棉球

标本袋

口罩

无菌纱布

刮宫包

帽子

妇产科

（4）宫颈钳钳夹宫颈前唇，轻轻向外牵拉。

（5）小刮勺深入宫颈管2～2.5 cm从内向外顺序搔刮宫颈管一周，将所刮出的组织放置在准备好的纱布上。

（6）探针沿子宫腔方向缓缓深入宫腔达宫底，标记并记录宫腔深度。

（7）如宫颈内口过紧，根据所用器械逐号扩张宫颈至适度。

（8）小刮匙沿宫腔方向缓慢进入宫腔并达宫底部，从内到外进行刮宫，并依次将子宫腔四壁、宫底及两侧宫角组织刮出，放置在另一块备好的纱布上。

（9）清理阴道内积血，观察有无活动出血，如无活动出血，取下宫颈钳和窥阴器。取下无菌巾。

（10）将纱布上的组织分别装在标本瓶中并标记好取材部位。

（11）交代术后注意事项。

注意事项及操作要点

（1）刮宫前切勿先用探针探测宫腔深度，待刮完宫颈管后方可搔刮宫腔，以免将宫腔内组织与宫颈组织混淆。

（2）警惕子宫穿孔，术前应认真进行妇科检查，了解子宫位置，必要时B超监测下刮宫。

（3）术中出血，术前应配血、开放静脉，做好开腹手术准备。

（4）对于出血时间长、患有贫血、糖尿病者术前及术后应使用抗生素预防感染，术中应严格无菌操作。

（5）观察有无心脑综合征并对症处理。

（王国增）

材料对照彩图

后穹窿穿刺术

目的

通过后穹窿穿刺可以了解盆腹腔内液体的性状,进行相应理化检查、病理检查及病原学检查,并对相应疾病进行诊断和治疗。

适应证

(1)对疑有腹腔内出血的患者,如异位妊娠、卵巢肿瘤破裂、黄体破裂等的辅助诊断。

(2)怀疑腹腔内积液或积脓时,了解积液性质,协助明确诊断;如为腹腔积脓,可以穿刺做病原学检查、穿刺引流及局部药物治疗。

(3)对于可疑恶性肿瘤的患者,可以通过穿刺留取腹水进行脱落细胞学细胞检查。

(4)B超引导下行卵巢子宫内膜异位囊肿穿刺治疗、包裹性积液穿刺治疗、输卵管妊娠部位药物注射。

(5)B超引导下经阴道后穹窿穿刺取卵,用于各种助孕技术。

禁忌证

(1)严重的盆腔粘连,直肠子宫陷凹完全被巨大肿物占据。

(2)疑有肠管与子宫后壁粘连。

(3)异位妊娠拟用非手术治疗时,无须进行后穹窿穿刺,以免引起感染。

(4)对于高度怀疑恶性肿瘤的患者。

(5)合并严重的阴道炎症。

妇产科

129

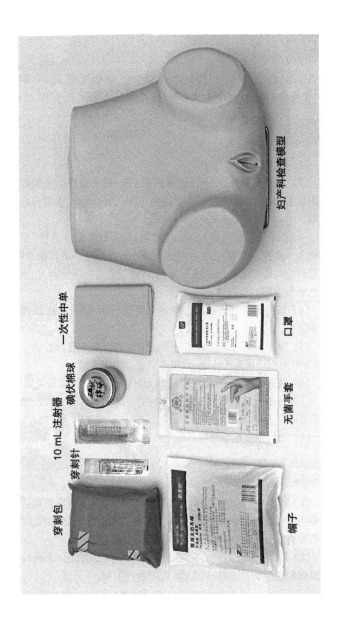

妇产科检查模型

一次性中单

口罩

碘伏棉球

无菌手套

10 mL 注射器

穿刺针

穿刺包

帽子

后穹隆穿刺术

用物准备

　　口罩、帽子、穿刺包、穿刺针、无菌手套、碘伏棉球、10 mL注射器、无菌纱布、一次性中单、妇产科检查模型。

操作步骤

　　（1）戴无菌手套。

　　（2）常规消毒外阴3遍，消毒阴道3遍，铺无菌巾。窥阴器暴露阴道后再次消毒阴道，宫颈钳钳夹宫颈后唇，碘酒、酒精消毒后穹窿。

　　（3）取9号长针头接10 mL注射器，检查针头是否通畅，左手向前上方牵拉宫颈钳，右手手持注射器在后穹窿中央或稍偏患侧，阴道后壁与后穹窿交界处稍下方、平行宫颈管方向缓缓刺入，出现落空感后立即抽取液体。

　　（4）如抽出脓液或陈旧性血液需要进行相应治疗时，按预定方案进行。

　　（5）操作结束时轻轻拔出针头后应注意穿刺点有无活动性出血，并可用棉球压迫至止血，取出窥阴器。取下无菌巾。

　　（6）如抽出血液，应使之静置10 min以上，观察其是否凝集。

　　（7）如欲行细胞学检查应立即涂片，待其干燥以95%乙醇固定后送检。

　　（8）交代术后注意事项。

注意事项及操作要点

　　（1）误伤血管：进针方向错误，损伤血管，抽出血液静置后可以凝固。若穿刺后出现腹痛、肛门坠胀、甚至血压下降，应及时行盆腔检查，必要时进行B超检查，了解有无血肿发生。

　　（2）误伤直肠：进针方向过于靠后时，可伤及直肠，若破口较大出现相应症状，应请外科会诊，决定治疗方案。

（3）感染：严格无菌操作，阴道炎症患者应治疗后进行穿刺，必要时应同时使用抗生素。

（王国增）

材料对照彩图

宫内节育器放置术

目的

宫内节育器(intrauterine device，IUD)放置术是用于育龄期妇女节育的手术方法。

适应证

(1)育龄期妇女自愿要求放置而无禁忌者。

(2)某些疾病的辅助治疗，如宫腔粘连、功能性子宫出血及子宫腺肌病等的保守治疗(含有孕激素的宫内节育器)等。

禁忌证

(1)严重全身性疾患，如心力衰竭、肝肾功能不全、凝血功能障碍等。

(2)急、慢性生殖道炎症，如急、慢性盆腔炎是绝对禁忌证；阴道炎、宫颈炎、重度宫颈柱状上皮异位治疗前不宜放置。

(3)妊娠或可疑妊娠。

(4)生殖器官肿瘤，良性肿瘤如子宫肌瘤引起宫腔变形，或月经过多者不宜放置，卵巢肿瘤应于治疗后根据情况考虑可否放置。

(5)生殖道畸形、子宫畸形，如双角子宫、纵隔子宫等。

(6)宫颈内口过松、重度陈旧性宫颈裂伤或严重子宫脱垂。

(7)月经过多、过频或不规则阴道流血。

(8)宫腔深度不足 5.5 cm 者。

(9)人工流产后出血过多或疑有妊娠组织残留者。

(10)顺产或剖宫产胎盘娩出后放置宫内节育器，如有潜在感染或出血可能者,胎膜早破12 h以上、产前出血、羊水过多或双胎等不宜放置。

（11）产后42 d恶露未净或会阴伤口未愈者。

用物准备

口罩、帽子、无菌手套、放环包、合适型号的宫内节育器、碘伏棉球、酒精棉球、一次性中单、妇产科检查模型。

操作步骤

（1）常规消毒外阴、阴道,铺无菌巾,行双合诊检查。

（2）用窥阴器扩张阴道,消毒阴道穹窿、宫颈及颈管。

（3）宫颈钳钳夹宫颈前唇,轻轻向外牵拉。

（4）持探针沿子宫倾屈方向轻轻进入,探测宫腔深度。

（5）扩张宫颈,以执笔式持宫颈扩张器沿宫腔方向慢慢扩张宫颈内口,扩张器通过宫颈内口即可,不可深入,一般由4号扩至6号即可。

（6）放置宫内节育器(以宫形节育器为例): 将节育器置于放置器上,顺子宫方向轻轻送入宫底,慢慢退出放置器,退至宫颈内口时再上推节育器下缘,然后退出。

（7）观察宫腔内无出血,取下宫颈钳,撤除窥阴器。

（8）放置宫内节育器后应观察以下情况: 有无腹痛、阴道流血等症状; 有无面色苍白、呼吸困难,生命体征是否平稳等。

注意事项及操作要点

（1）感染: 术中严格无菌操作,术后预防性使用抗生素。

（2）子宫穿孔: 放置宫内节育器过程中因操作不慎,手术器械损伤子宫壁导致子宫穿孔。若节育器已放入子宫外,需在腹腔镜

妇产科

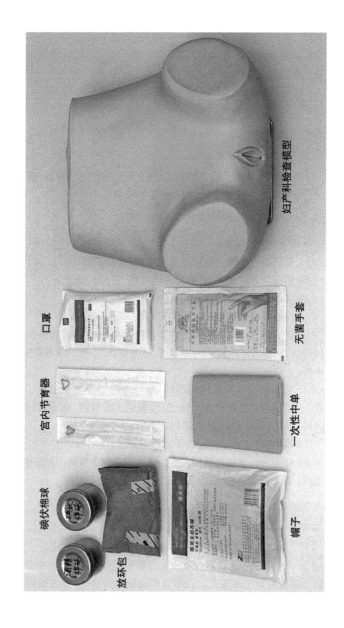

妇产科检查模型

口罩　　无菌手套

宫内节育器　　一次性中单

碘伏棉球　　帽子

放环包

下取出宫内节育器,同时修补出穿孔。合并脏器损伤或内出血,应立即剖腹探查,针对损伤情况及时进行处理。

(3) 宫内节育器脱落:放置宫内节育器后应定期随访。

(王国增)

材料对照彩图

宫内节育器取出术

目的

熟练掌握宫内节育器取出术相关操作。

适应证

（1）节育器放置期已到，需要更换者。

（2）有生育要求，计划妊娠者。

（3）放置后出现较重的不良反应，如严重腰腹痛、不规则子宫出血等。

（4）出现并发症，如异位、嵌顿、节育器变形、感染等。

（5）闭经半年或绝经1年以上者。

（6）更换其他避孕方法者。

（7）带器妊娠者，需在行人工流产时同时取出。

禁忌证

各种疾病的急性期，暂时不能取器，待病情好转后再考虑取出。

妇产科

用物准备

口罩、帽子、无菌手套、碘伏棉球、无菌纱布、一次性中单、取器包、妇产科检查模型。

操作步骤

（1）常规消毒外阴、阴道，铺无菌巾，行双合诊检查。

137

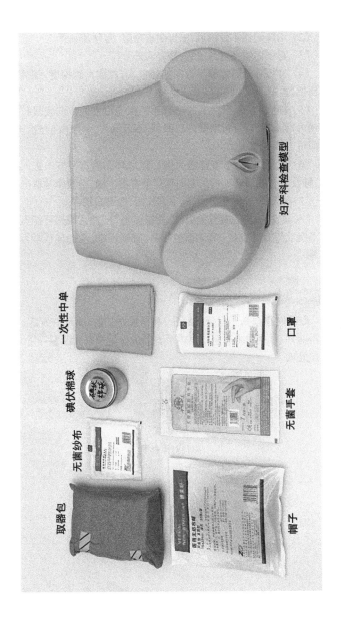

妇产科检查模型

一次性中单

硬伏棉球

无菌纱布

取器包

口罩

无菌手套

帽子

宫内节育器取出术

（2）用窥阴器扩张阴道，消毒阴道穹窿、宫颈及颈管。

（3）宫颈钳钳夹宫颈前唇，轻轻向外牵拉。

（4）持探针沿子宫倾屈方向轻轻进入，探测宫腔深度，探测节育器位置。

（5）扩张宫颈，以执笔式持宫颈扩张器沿宫腔方向慢慢扩张宫颈内口，扩张器通过宫颈内口即可，不可深入，一般由4号扩至6号即可。

（6）取器（以宫形节育器为例），以取环钩沿宫腔方向进入宫腔，触及节育器后转动钩头方向钩住节育器下缘，缓缓牵拉取出。

（7）观察宫腔内无出血，取下宫颈钳，撤除窥阴器。

（8）取器后应观察有无腹痛、阴道流血等，注意观察可能出现的不良反应及并发症；有无面色苍白、呼吸困难，生命体征是否平稳等。

注意事项及操作要点

取器时易损伤子宫壁或穿孔，甚至损伤脏器，引起并发症，故取器前，应常规检查了解子宫内节育器的位置及有无断裂等情况，对症处理。

（王国增）

材料对照彩图

急 诊 科

成人气管插管

目的

开放气道,建立可靠、确定的通畅气道。

适应证

呼吸停止、气道分泌物或舌根后坠等使用其他辅助通气装置或声门上装置无法保证呼吸道通畅、有创机械通气。

用物准备

口罩、帽子、无菌手套、球囊面罩、喉镜、各型号气管导管及管芯、润滑剂、复合管、喉罩、喉导管、鼻咽通气管、口咽通气管、牙垫或导管固定器、呼末二氧化碳检测仪、注射器、听诊器、气管插管模型、吸引器。

操作步骤

(1)摆放体位,枕部垫薄枕,使口、咽、气管一轴线。

(2)球囊面罩给氧(100%纯氧$1 \sim 2$ min,6 s一次)。

(3)右侧拇指、食指交叉分开患者口唇。

(4)左手握喉镜柄,叶片由患者右侧口角送入。

(5)叶片向左推开舌头。

(6)叶片沿中轴去向前伸,暴露会厌,挑起会厌谷,暴露声门。

(7)沿右侧口角插入气管导管。

(8)套囊进入声门一瞬间后,助手拔出管芯。

(9)操作者继续送入气管导管,深度为距门齿24 cm。

成人气管插管

急诊科

导管固定器
帽子
牙垫
口罩
听诊器
无菌手套
润滑剂
喉镜
气管插管模型
球囊面罩

注射器
呼末二氧化碳检测仪
鼻咽口咽通气管
通气管芯
各型号导气管及管芯
喉导管
喉罩
复合管

（10）套囊充气。

（11）助手连接球囊，操作者戴听诊器，五点听诊法确认导管位置是否在气管内，助手捏球囊。气管位置正确，继续给氧，6秒一次。

（12）先放置牙垫、后退出喉镜。

（13）固定气管导管。

（14）连接呼末二氧化碳检测仪。

（15）连接给氧装置，如简易呼吸机等。

注意事项及操作要点

（1）动作熟练，尽量减少损伤、中断CPR的时间。

（2）并发症包括气道损伤、插管失败、误入食管、插管过深造成单肺通气、造成CPR中断时间过长。

（3）固定导管时需在枕后打结，避免在颈部固定，防止影响脑部血液循环。

（季晟超）

材料对照彩图

成人气管插管

电 除 颤

目的

使用外加高能量电脉冲通过心脏,使所有心肌细胞瞬时同时除极,造成心电活动暂时停止,然后使窦房结重新发出冲动,重新主导心脏节律。

适应证

心室颤动、无脉性室性心动过速。

用物准备

除颤仪、导电胶、CPR模拟人(可除颤)。

操作步骤

(1)评估患者情况,患者意识消失、颈动脉搏动消失、呼吸停止或只有喘息,皮肤发绀,心电图状态,判断是否为心室颤动波或无脉性室性心动过速。

(2)解开患者衣服,暴露胸壁。

(3)将除颤仪调节为除颤位置,选择非同步除颤,选择除颤能量,双相波用150 J(首次机器推荐能量)。

(4)取下电极板,涂导电糊,双相波用150 J。

(5)一个电极板放置在左侧第五肋间与腋中线交界处,另一电极板放置在胸骨右缘第二、三肋间。

(6)口述"充电",充电。

(7)口述"请旁人离开"。

急
诊
科

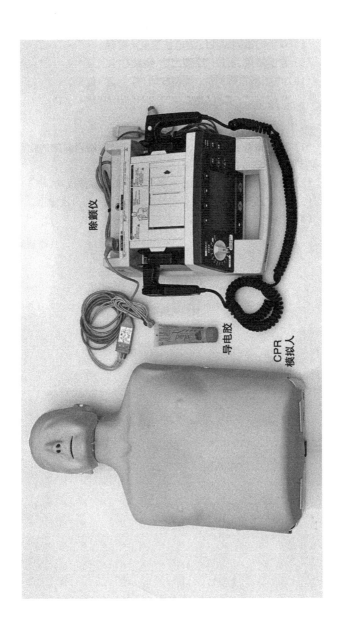

除颤仪

导电胶

CPR
模拟人

（8）双手拇指同时按压放电按钮电击除颤。

（9）除颤结束，报告"除颤完毕，继续CPR"。

（10）电极板正确回位；旋钮放回"手动通"位置。

注意事项及操作要点

（1）清洁胸壁上的水分、胸毛、药物贴片等妨碍除颤的物品，避免接触皮下安放的起搏器等。

（2）除颤结束后立刻CPR，不要去判断有无除颤成功。

（3）CPR 2 min后再判断患者情况，决定是否需再次除颤。

（4）后续除颤能量逐渐提高直至最大能量。

（季晟超）

材料对照彩图

清 创 术

目的

用手术的方法处理污染的新鲜伤口,彻底清除伤口内的污物和异物,切除因损伤而失去活力的组织,消灭死腔,彻底止血,将已污染的伤口变成清洁或接近清洁的伤口,并作一期缝合或延期缝合。

适应证

(1)伤后6～8 h内。
(2)伤口污染较轻,且不超过8～12 h。
(3)头面部伤口,伤后24～48 h以内。

用物准备

口罩、帽子、无菌手套、碘伏溶液、生理盐水、3%过氧化氢消毒液、肥皂水、绷带、无菌纱布、无菌毛刷、无菌手术包、持物罐、碘伏棉球、5 mL注射器、2%利多卡因注射液、胶布、止血带、带线缝合针、清创模型。

操作步骤

(1)戴帽子、口罩、无菌手套。
(2)无菌纱布覆盖伤口,用肥皂水和无菌毛刷刷洗伤口周围皮肤,然后用生理盐水冲洗3次。
(3)严重污染伤口可刷洗多次,直至清洁为止,注意勿使冲洗液流入伤口。
(4)移去覆盖伤口的无菌纱布,用生理盐水冲洗伤口。

急诊科

持物罐

碘伏棉球

肥皂水

2% 利多卡因注射液

5 mL 注射器

止血带

3% 过氧化氢消毒液

绷带

无菌毛刷

碘伏溶液

生理盐水

清创模型

无菌手术包

无菌纱布

胶布

无菌手套

口罩

帽子

带线缝合针

（5）用3%过氧化氢消毒液冲洗伤口，直至出现泡沫。

（6）再用生理盐水冲洗伤口。

（7）擦干伤口，检查伤口内有无活动性出血、异物，有无合并神经、血管、肌腱损伤等。

（8）脱手套、洗手、消毒术者手臂完毕。

（9）用碘伏消毒伤口周围皮肤，消毒3遍。

（10）铺无菌巾。

（11）戴无菌手套。

（12）用2%利多卡因注射液沿伤口外周，距离伤口边缘1～2 cm，作局部浸润麻醉。

（13）修剪创缘皮肤，结扎活动性出血点，去除异物和凝血块，切除失活组织。

（14）3%过氧化氢消毒液及生理盐水再次冲洗伤口。

（15）若无一期缝合指征，则消毒皮肤，填塞纱布，覆盖敷料，胶布固定。

（16）若有一期缝合指征，则间断缝合伤口，根据伤口情况决定是否放置引流物，消毒皮肤，覆盖敷料，胶布固定。

注意事项及操作要点

（1）清创术前需综合评估患者病情，如有颅脑损伤或胸、腹严重损伤，或已有休克迹象者，需及时采取综合治疗措施。

（2）切除污染创面时，应由外向内、由浅入深，并防止切除后的创面再污染。

（3）清创需彻底，异物需彻底清除，深筋膜需充分切开，有效解除深层组织张力。

（4）术后给予破伤风抗毒素或破伤风免疫球蛋白，并根据伤情给予合适的抗生素预防感染。

（5）引流物在24～48 h后，按分泌物的质与量决定是否取出。

（邵钦）

清 创 术

材料对照彩图

环甲膜穿刺术

目的

缓解呼吸困难或窒息,当无法顺利建立高级气道时,可为高级气道建立赢得时间,是现场急救的重要组成部分。

适应证

(1) 急性上呼吸道(喉部以上的呼吸道)梗阻。

(2) 喉源性呼吸困难(如白喉、喉头严重水肿等)。

(3) 头面部严重外伤。

(4) 气管插管有禁忌或病情紧急而需快速开放气道时。

(5) 适合于12岁以下儿童。

用物准备

口罩、帽子、14#穿刺针、7#气管导管、简易呼吸器、5 mL和10 mL注射器各1支、2%利多卡因注射液、生理盐水、无菌纱布、无菌手套、消毒用物、听诊器、胶布、环甲膜穿刺模型。

操作步骤

(1) 皮肤消毒,戴无菌手套(紧急情况下可省略该步骤)。

(2) 穿刺针准备,术者站左侧,拔除留置针尾塞、接上带1~2 mL生理盐水的5 mL针筒,并保证穿刺针通畅。

(3) 定位,患者仰卧位,取嗅花位,非优势手手指沿着喉结在颈正中线往下直至触摸到环甲膜,位于环状软骨与甲状软骨之间,即两隆起之间的凹陷为环甲膜。

急诊科

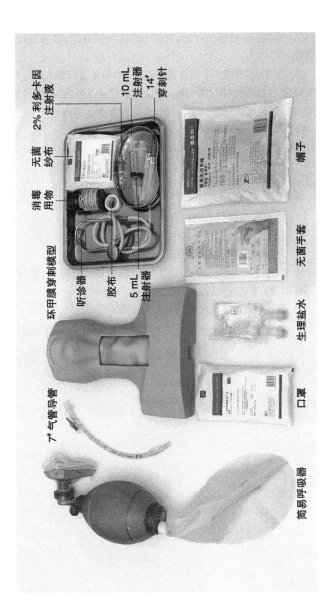

消毒 无菌 2% 利多卡因
用物 纱布 注射液

10 mL
注射器

14# 穿刺针

环甲膜穿刺模型

听诊器

胶布

5 mL 注射器

帽子

无菌手套

生理盐水

口罩

7# 气管导管

简易呼吸器

（4）麻醉，穿刺部位行2%利多卡因注射液麻醉，紧急情况下可省略。

（5）穿刺，左手定位，右手持穿刺针45°朝患者脚侧方向进针，有突破感后，回抽针筒，有气泡，确认穿刺针在气道内，留置导管，接带有生理盐水的针筒，再次回抽，确认导管在气道内。

（6）建立人工气道。

（7）固定。

注意事项及操作要点

（1）在操作前确保正确的解剖位置定位。

（2）该操作须确保在颈正中线进行。

（3）环甲膜穿刺术的禁忌证

1）能通过其他创伤性更小的方法（如经口气管插管、联合导管和喉罩等）建立气道时，禁止行该操作。

2）颈部标志性解剖位置无法正确定位时。

（丁震敏）

材料对照彩图

四肢骨折现场急救外固定

目的

(1) 便于伤者配合转运过程。

(2) 防止骨折断端刺伤肌肉、神经、血管或脏器,引起疼痛、出血,甚至休克的发生。

适应证

肢体有骨折表现:畸形;异常活动;骨擦音、骨擦感;疼痛;肿胀;功能障碍。

用物准备

木质或塑料制作的夹板或固定架、三角巾、棉垫、绷带、纱布、小腿模型、前臂模型。

操作步骤

1. 上臂骨折固定

(1) 将夹板放在骨折上臂的外侧,用绷带固定。

(2) 再固定肩肘关节,用一条三角巾折叠成燕尾式悬吊前臂于胸前,另一条三角巾围绕患肢于健侧腋下打结。

2. 前臂骨折固定

(1) 将前臂屈于胸前,选取长度超过肘、腕关节的夹板,置于前臂内、外侧,用绷带或三角巾捆绑固定。

(2) 用三角巾将前臂屈曲悬吊于胸前,用另一条三角巾将伤肢固定于胸廓。

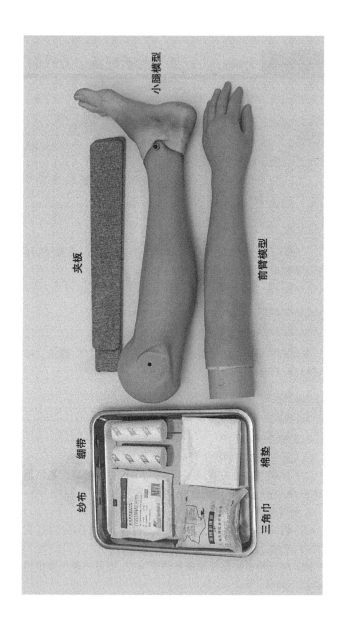

急诊科

小腿模型

夹板

前臂模型

绷带

纱布

三角巾

棉垫

3.股骨骨折固定

（1）健肢固定法：用绷带或三角巾将双下肢绑在一起，在膝关节、踝关节及两腿之间的空隙处加棉垫。

（2）躯干固定法：将长夹板置于患者外侧脚跟至腋下，短夹板置于患者内侧脚跟至大腿根部，用绷带或三角巾捆绑固定。

4.小腿骨折固定

（1）用长度由脚跟至大腿中部的两块夹板，分别置于小腿内、外侧，再用三角巾或绷带固定。

（2）亦可用三角巾将患肢固定于健肢。

注意事项及操作要点

（1）动作熟练，操作规范，注意人文关怀。

（2）要注意伤口和全身状况，如伤口出血，应先止血，然后包扎固定。如有休克等危及生命的情况，应优先抢救，稳定后或在抢救间隙行骨折固定。

（3）在处理开放性骨折时，局部要做清洁消毒处理，用纱布将伤口包好。

（4）对于大腿、小腿、脊椎骨折的伤者，一般应就地固定，不要随便移动伤者。

（5）固定骨折所用的夹板的长度与宽度要与骨折肢体相称，其长度一般应超过骨折上下两个关节为宜。

（6）固定用的夹板不应直接接触皮肤。

（7）固定、捆绑的松紧度要适宜，从肢体远端开始向近端捆绑，上下移动小于1 cm。

（8）对四肢骨折固定时，应先捆绑骨折断处的上端，后捆绑骨折断处的下端。如捆绑次序颠倒，则会导致断端再度错位。

（李昕）

四肢骨折现场急救外固定

材料对照彩图

无创呼吸机的使用

目的

改善通气,降低心脏负荷,减轻缺氧和二氧化碳潴留。

适应证

(1)呼吸衰竭前期,已存在呼吸肌疲劳,但未达到衰竭的标准。

(2)慢性呼吸衰竭,如慢性阻塞性肺疾病。

(3)急性呼吸窘迫综合征早期。

(4)心源性肺水肿。

(5)呼吸睡眠暂停。

(6)肺间质纤维化早期。

禁忌证

(1)意识障碍,呼吸微弱或停止。

(2)无力排痰,或其他原因造成的上呼吸道梗阻。

(3)严重的脏器功能不全(上消化道大出血、血流动力学不稳定等)。

(4)未经引流的气胸或纵隔气肿,严重腹胀。

(5)上呼吸道或颌面部损伤(术后或畸形)。

(6)不能配合无创通气或面罩不适。

急诊科

用物准备

无创面罩、无创呼吸机、呼吸机导管、监护仪、听诊器、氧气皮条、模拟人,必要时备抢救药品、抢救设备(气管插管、喉镜等)。

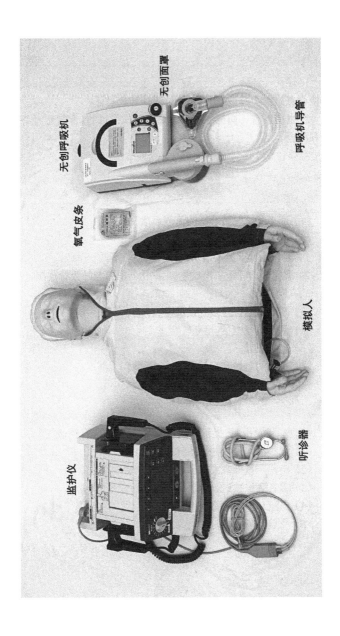

无创面罩

无创呼吸机

呼吸机导管

氧气皮条

模拟人

监护仪

听诊器

操作前准备

1. 评估　评估患者的一般情况,生命体征,全身状况,相关的体格检查(胸部、口、鼻等),注意适应证和禁忌证。

2. 患者教育　向患者或其家属解释操作目的,取得患者的理解和配合。

3. 体位　半卧位($30° \sim 45°$)。

操作步骤

(1) 选择和试佩戴合适的无创面罩。

(2) 安装呼吸机

1) 湿化器加灭菌蒸馏水,不超过上线,不低于下线。

2) 湿化器与呼吸机出口连接,湿化器出口与呼吸管连接。

3) 呼吸管另一端与排气阀、面罩连接。

(3) 呼吸机开机连接并设置参数。

(4) 调整氧气流量,接氧气管。

(5) 连接患者。

(6) 密切的监护和疗效判断。

注意事项及操作要点

出现以下情况时,提示无创不能维持,需考虑有创通气。

(1) 无法清除痰液并保持气道畅通。

(2) 出现严重低氧或动脉血气 pH、$PaCO_2$ 恶化。

(3) 患者意识减退,出现反应迟钝、昏睡等症状。

(4) 血流动力学不稳定。

(5) 严重胃肠胀气。

(刘杨)

材料对照彩图

张力性气胸的急诊处理

目的

抽出胸膜腔内的积气,减轻气体对肺组织的压迫,使肺组织复张,缓解患者的呼吸困难。

适应证

胸腔减压治疗单侧或双侧积气造成的压迫、呼吸困难(治疗性)。

禁忌证

无绝对禁忌证。

用物准备

口罩、帽子、弯盘、听诊器、碘伏棉球、穿刺包(手术镊、线剪刀、直血管钳、无菌洞巾)、无菌手套、50 mL粗针头注射器、无菌橡皮指套、缝线、2 cm宽胶布、5 mL注射器、2%利多卡因注射液10 mL、吸引器、气胸模拟人。

操作步骤

(1)与患者及其家属沟通,解释穿刺放气的目的,安抚患者,取得配合。

(2)患者出现呼吸困难或生命体征不平稳,首先高流量吸氧。

(3)摆体位,患者取半卧位。

(4)选择穿刺点,右锁骨中线与第二肋间(第三肋骨上缘)的

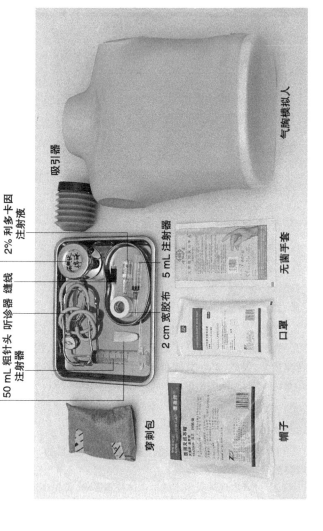

急诊科

气胸模拟人

吸引器

碘伏棉球

2% 利多卡因
注射液

无菌手套

5 mL 注射器

听诊器 缝线

2 cm 宽胶布

口罩

无菌橡胶指套

50 mL 粗针头
注射器

帽子

穿刺包

交点处为穿刺点。

（5）常规消毒，以穿刺点为中心用碘伏消毒3遍，直径约15 cm。

（6）戴无菌手套，铺无菌洞巾。

（7）穿刺，抽取2%利多卡因注射液5 mL，左手食指与中指固定穿刺部位皮肤，右手持注射器，在穿刺点处垂直进针，自皮肤至胸膜壁层进行局部浸润麻醉，继续进针，进针深度为3 cm左右，此时应有针栓被气体顶起的感觉或抽出气体，移去针筒放气。

（8）用血管钳贴胸壁固定穿刺针，用碘伏棉球缠绕穿刺针，再用宽胶布将血管钳固定于胸壁上。

（9）将橡皮指套，在其顶端剪开一约1 cm裂口。将橡皮指套近端用缝线缚于穿刺针尾端。

注意事项及操作要点

（1）动作熟练、轻柔。

（2）术后与患者交流，安慰患者。在转运途中，密切观察患者生命体征。

（唐伦先）

材料对照彩图

张力性气胸的急诊处理

锁骨下深静脉穿刺术

目的

（1）迅速开通大静脉通道，便于输液、输血等抢救治疗。

（2）中心静脉压监测、血流动力学监测。

适应证

（1）各类休克患者。

（2）需长期输液而外周静脉穿刺困难或禁忌使用的患者。

（3）需经静脉应用强刺激药物（如血管活性药物、低渗、高渗及化疗药物等）患者。

（4）需静脉营养的患者。

（5）心血管及其他较大而复杂的手术患者。

（6）病情不稳定，急救等需随时用药及血流动力学监测的患者。

用物准备

口罩、帽子、静脉穿刺包（无菌纱布、无菌大洞巾、穿刺针等）、消毒用物、无菌手套、中心静脉导管套装、肝素钠稀释液或生理盐水、5 mL注射器、20 mL注射器、2%利多卡因注射液5 mL、带线缝合针、贴膜，静脉穿刺模拟人。

操作步骤

（1）患者准备：患者仰卧位，肩部垫枕，头后仰，穿刺侧肩部略上提外展。穿刺部位暴露好足够范围（头颈部侧面近景）。

急诊科

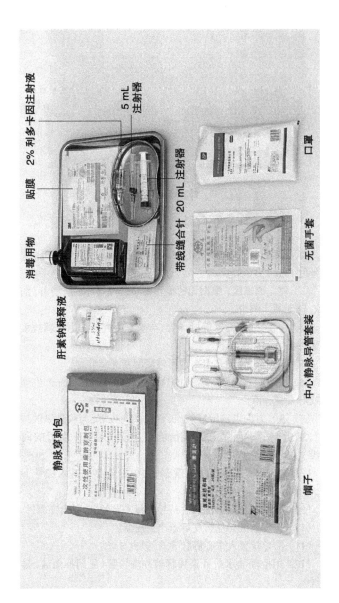

消毒用物　　贴膜　　2% 利多卡因注射液

5 mL 注射器

带线缝合针　20 mL 注射器

口罩

无菌手套

肝素钠稀释液

静脉穿刺包

中心静脉导管套装

帽子

锁骨下深静脉穿刺术

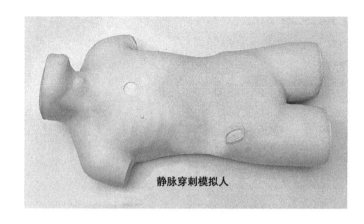

静脉穿刺模拟人

（2）穿刺点定位：锁骨下方，锁骨中点下1～1.5 cm处（或内或外侧1 cm）为穿刺点。

（3）建立消毒区：根据无菌操作程序进行局部皮肤消毒，消毒3次，铺无菌大洞巾。

（4）检查穿刺针、深静脉导管、导丝是否完好。用生理盐水或肝素稀释液预冲深静脉导管。

（5）穿刺点2%利多卡因注射液局部浸润麻醉。

（6）使用中心静脉导管包内自带穿刺针，预抽约1 mL生理盐水或肝素稀释液。

（7）进针方向以选定穿刺点，针尖指向头部，与胸骨纵轴约呈45°，贴近胸壁平面呈15°，经恰能穿过锁骨与第一肋骨的间隙为准。

（8）穿刺过程负压进针，观察回血，确认穿刺进入锁骨下静脉，回抽通畅。

（9）左手固定穿刺针，右手持导丝植入导丝，并退出穿刺针。

（10）扩皮器沿导丝扩皮后退出扩皮器。

（11）沿导丝置入中心静脉导管，退出导丝。

（12）用生理盐水或肝素稀释液冲洗导管（先回抽血液，排尽空气）。

（13）用专用固定器固定导管并与皮肤缝合固定，无菌贴膜保护穿刺点。

注意事项及操作要点

（1）穿刺置管中出现了任何问题，都要沉着冷静，尤其是初学者要学会保持良好的心理状态，仔细分析可能的原因，认真对待，切不可急于往下操作，盲目行事，更不可动作粗暴、违规操作。

（2）患者体位摆放妥当，准备工作完善，操作动作柔和，避免丢三落四，手忙脚乱。

（3）注意有无并发症，如穿刺入锁骨下动脉、气胸、液胸、血胸、空气栓塞、断管、血栓形成、穿刺部位渗血、血肿等。

（4）明确导管位置（X线检查）。

（5）局部护理。

（陆军）

材料对照彩图

中心静脉穿刺术

目的

(1) 开放静脉，建立静脉通路。

(2) 大量补液、中心静脉压测定、静脉使用高渗或刺激性液体。

适应证

(1) 体外循环下各种心血管手术。

(2) 估计数字将出现血流动力学变化较大的非体外循环手术。

(3) 严重外伤、休克及急性循环衰竭等危重患者的抢救。

(4) 需长期高营养治疗或经静脉抗生素治疗。

(5) 经静脉放置临时或永久性心脏起搏器。

(6) 持续血液滤过。

禁忌证

(1) 血小板减少或其他凝血机制严重障碍者。

(2) 局部皮肤感染、血栓形成。

急诊科

用物准备

口罩、帽子、静脉穿刺包、消毒用物、无菌手套、中心静脉导管套装、肝素钠稀释液或生理盐水、5 mL注射器、20 mL注射器、2%利多卡因注射液5 mL、带线缝合针、贴膜，静脉穿刺模拟人。

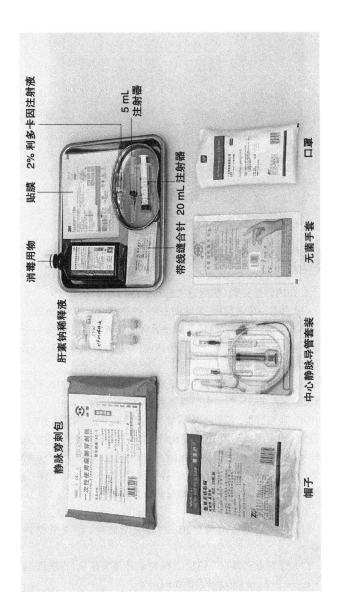

消毒用物　　贴膜　　2% 利多卡因注射液

5 mL 注射器

带线缝合针　20 mL 注射器

口罩

无菌手套

肝素钠稀释液

中心静脉导管套装

静脉穿刺包

帽子

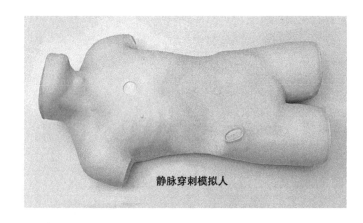

静脉穿刺模拟人

操作步骤

1. 颈内静脉穿刺（临床通常选择中路）

（1）体位：患者仰卧，头转向左侧，使颈部充分伸展、暴露。

（2）穿刺点选择：锁骨与胸锁乳突肌的锁骨头和胸骨头所形成的三角区，颈内静脉位于此三角区内，穿刺点距锁骨上 3～5 cm，在颈动脉搏动点外侧。

（3）穿刺准备：戴无菌手套，术野常规消毒、铺巾、1% 利多卡因局部麻醉（将 2% 利多卡因稀释到 1%）。

（4）穿刺过程：细针与皮肤呈 30°，针尖指向同侧乳头方向，负压进针，抽出回血后改 16 G 穿刺针，抽到回血后将导引钢丝从穿刺针尾部缓缓送入，置入 30 cm 后退出穿刺针。扩皮，将中心静脉导管引入中心静脉后退出导丝，导管深度 12～13 cm。回抽血液通畅后肝素水封管固定导管，敷贴覆盖穿刺部位。

2. 股静脉穿刺术

（1）体位：患者取仰卧位，右膝关节微曲，髋关节稍外旋外展。

（2）穿刺点选择：在髂前上棘与耻骨结节连线（即腹股沟韧带）下方 2～3 cm、股动脉内侧 0.5 cm 处。

急
诊
科

（3）穿刺准备：术野常规消毒、铺巾、1%利多卡因局麻。

（4）穿刺过程：细针与皮肤呈30°～45°，针尖指向脐部，负压进针，抽到回血后改16 G穿刺针，抽到回血后将导引钢丝从穿刺针尾部缓缓送入，置入30 cm后退出穿刺针。扩皮，将中心静脉导管引入中心静脉后退出导丝，导管深度15 cm。回抽血液通畅后肝素水封管固定导管，敷贴覆盖穿刺部位。

注意事项及操作要点

（1）必须严格无菌操作，以防感染。

（2）如抽出鲜红色血液表示误入动脉，应立即拔出，压迫穿刺点5 min。

(3) 尽量避免反复穿刺。

（4）穿刺后妥善压迫止血，防止局部血栓形成。

（陆慧红）

材料对照彩图

中心静脉穿刺术

护 理

中心静脉压测定

目的

(1) 临床上常用于检测危重症患者循环血容量与心功能状态的改变。

(2) 判断严重休克的病因，中心静脉压的动态变化可更好地体现补液过程中对液体复苏的反应性，有利于指导休克的治疗。

适应证

(1) 外科手术和麻醉过程中，联合血压、心率等指标动态监测中心静脉压来评估患者循环血容量和心功能的改变，以指导输液量及速度。

(2) 危重症患者救治过程中，需要大量补液、输血时，以监测中心静脉压来判断血容量的动态改变，防止发生循环超负荷。

(3) 急性循环衰竭患者，测定中心静脉压以鉴别是否血容量不足，抑或心功能衰竭。

(4) 血压正常而伴少尿或无尿时，鉴别肾前性因素或肾性因素。

禁忌证

有中心静脉导管穿刺禁忌者。

用物准备

口罩、帽子、100 mL生理盐水、三通、静脉输液器、20 mL注射器、消毒用物、尺子。

174

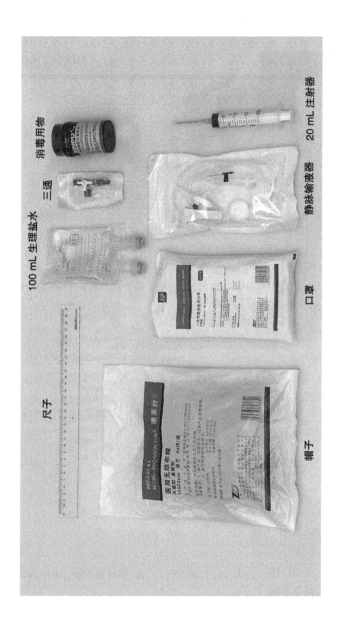

消毒用物

三通

100 mL 生理盐水

20 mL 注射器

静脉输液器

口罩

尺子

帽子

护

理

操作步骤

(1) 向患者做好解释工作,洗手,戴口罩。

(2) 保持患者安静平卧,双腿伸直,双手半放在身体内侧。

(3) 消毒双手,转动三通方向,停止输液。

(4) 抽回血,冲洗测压管道,检查是否通畅。

(5) 输液器连接生理盐水,排液后,连接中心静脉导管,然后将输液器与生理盐水接头处拔出,在腋中线第四肋处平测量尺的0点,然后让输液管路里液体自行下降到不降为止,测得液柱的高度即为该患者中心静脉压。

注意事项及操作要点

(1) 宜选择颈内静脉或锁骨下静脉测压。

(2) 测压前需X线明确中心静脉导管位置是否理想。

(3) 测压0点必须与右心房中部在同一水平。

(4) 测压前要保持导管通畅,以保证测压结果准确性。

(5) 患者抽搐、躁动、咳嗽、吸痰后等均影响测量结果,应待安静后10 min重新测试。

(6) 测量结果受机械通气、胸腹腔压力改变等影响,需结合临床分析。

(高彩萍)

材料对照彩图

吸 氧 术

目的

(1) 纠正各种原因造成的缺氧状态。

(2) 提高动脉血氧分压和动脉血氧饱和度,增加动脉血氧含量。

(3) 促进组织的新陈代谢,维持机体生命活动。

适应证

1. **呼吸系统** 肺源性心脏病、哮喘、重症肺炎、肺水肿、气胸等。

2. **心血管系统** 心源性休克、心力衰竭、心肌梗死、严重心律失常等。

3. **中枢神经系统** 颅脑外伤、各种原因引起的昏迷等。

4. **其他** 严重的贫血、出血性休克、一氧化碳中毒、麻醉药物及氰化物中毒、大手术后、产程过长等。

一、双侧鼻导管吸氧

用物准备

口罩、帽子、氧气表头、氧气湿化瓶、氧气鼻导管、手电筒、棉签、小药杯、治疗碗、蒸馏水或当天冷开水、弯盘、治疗盘、模拟人。

操作前准备

(1) 接收医嘱,转抄医嘱,两人核对,准备手电筒并检查其性能。

护

理

氧气鼻导管

治疗盘　治疗碗

氧气表头

氧气湿化瓶

蒸馏水

手电筒　棉签　小药杯　弯盘

帽子　　口罩　　模拟人

（2）至床边核对患者信息（语言法和视觉法）。

（3）评估患者情况，检查氧气装置，查看周边环境。

（4）回治疗室，洗手，戴口罩，帽子（头发、鼻孔不外露）。

（5）准备并逐一检查用物。

操作步骤

（1）推治疗车至患者床边，核对患者信息，调整体位，解释吸氧目的。

（2）将治疗盘置于患者床头，小药杯内倒水，清洁患者鼻腔。

（3）氧气湿化瓶倒水，连接安装吸氧装置。

（4）连接鼻导管并开启至医嘱所需流量，并在小药杯内测试有无氧气，湿润鼻导管前端。

（5）将鼻导管轻轻置入患者鼻腔内，深约1 cm（植入前核对）。

（6）将鼻导管固定妥善，置于耳后，调节松紧。

（7）安置患者，观察患者吸氧后情况，告知注意事项。

吸氧术

（8）做好记录。

二、面罩吸氧

用物准备

　　口罩、帽子、氧气表头、氧气导管、氧气湿化瓶、氧气面罩、手电筒、棉签、小药杯、蒸馏水或当天冷开水、弯盘、治疗盘、模拟人。

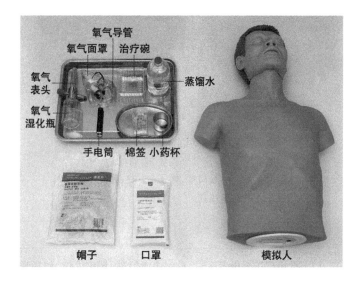

操作前准备

　　（1）接收医嘱，转抄医嘱，两人核对，准备手电筒并检查其性能。
　　（2）至床边核对患者信息（语言法和视觉法）。
　　（3）评估患者情况，检查氧气装置，查看周边环境。
　　（4）回治疗室，洗手，戴口罩、帽子（头发、鼻孔不外露）。
　　（5）准备并逐一检查用物。

操作步骤

（1）推治疗车至患者床边，核对患者信息，调整体位，解释吸氧目的。

（2）将治疗盘置于患者床头，小药杯内倒水，清洁患者鼻腔。

（3）氧气湿化瓶倒水，连接安装吸氧装置。

（4）连接氧气面罩并开启至医嘱所需流量，置面罩于患者口鼻部，调整好位置，松紧带固定适宜（以能插入1指为宜）。

（5）安置患者，观察患者吸氧后情况，告知注意事项。

（6）做好记录。

注意事项及操作要点

（1）严格遵守操作规程，注意用氧安全，切实做好"四防"，防火、防震、防油、防热。

（2）当使用氧气筒时，筒内氧气不能用尽，压力表显示 5 kg/cm² 时禁用。筒上需挂"满"或者"空"的标志。

（3）患者吸氧过程中，应当先将患者鼻导管取下，调节好氧流量后，再与患者连接。停止吸氧时，先取下鼻导管，再关流量表。

（4）吸氧时，注意观察患者脉搏、血压、精神状态、皮肤颜色等情况有无改善，及时调整用氧浓度。

（5）持续鼻导管吸氧者，每天清洁鼻导管2次及时清除鼻腔分泌物，防止堵塞。湿化瓶每天更换消毒。

（沈瑶）

材料对照彩图

吸 痰 术

目的

保证呼吸道通畅,抢救窒息。

适应证

适用于危重、老年、昏迷及麻醉后患者因咳嗽无力、咳嗽反射迟钝或会厌功能不全,不能自行清除呼吸道分泌物或误吸呕吐物而出现呼吸困难时;在患者窒息的紧急情况下,如溺水、吸入羊水等,更应立即采取吸痰术。

禁忌证

肺出血时不宜频繁吸痰;气管内注射肺表面活性物质后半小时内不宜吸痰。

用物准备

口罩、帽子、一次性吸痰管,一次性换药碗内盛无菌生理盐水、无菌纱布、治疗巾、弯盘、手电筒、吸痰模拟人,电动吸引器,必要时备压舌板、开口器、舌钳等。

操作步骤

(1)洗手、戴口罩。将物品携带至床旁,核对患者,向患者解释操作目的。

(2)协助患者取舒适卧位(平卧位或半卧位),使患者将头偏向一侧,铺治疗布。用手电筒检查患者口鼻腔,如有活动性义齿应取下。

护

理

181

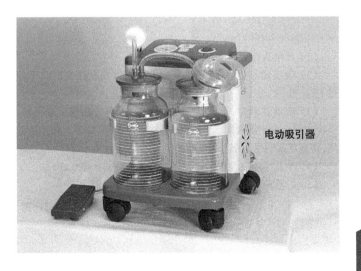

一次性
吸痰管　一次性换药碗　生理盐水

弯盘

治疗巾　手电筒　压舌板　无菌纱布

帽子　无菌手套　口罩　吸痰模拟人

电动吸引器

吸
痰
术

　（3）接通电源,检查吸引器性能,调节负压(一般成人40.0～53.3 kPa,儿童＜40.0 kPa)。连接吸痰管,试吸少量生理盐水检查是否通畅,并湿润导管。

　（4）口咽部吸痰时,一只手反折吸痰管末端,另一只手持吸痰管前端,插入患者口咽部,然后放松导管末端,吸尽口腔及咽喉部分泌物。

　（5）气管深部吸痰时,更换吸痰管,在患者吸气时插入气管深部,左右旋转,向上提拉,吸尽气管内痰液,每次抽吸时间不宜超过15 s,一次未吸尽,应间隔3～5 min后再吸。

　（6）必要时放置口咽通气管,吸痰方法同口咽部吸痰。

　（7）吸痰过程中,要随时观察患者生命体征的改变,注意吸出物的性状、量、颜色等。

　（8）吸痰完毕,抽吸生理盐水冲洗管道,关吸引器开关。脱手套。

　（9）再次用手电筒观察口鼻腔。拭净患者脸部分泌物,取下治疗巾。协助患者取舒适卧位,询问患者感受,整理床单位。

注意事项及操作要点

　（1）严格执行无菌操作。

　（2）吸痰动作要轻柔,以防止损伤黏膜。每次吸痰时间不超过15 s。

　（3）痰液黏稠时,可配合扣背、雾化吸入等方法使痰液稀释。吸痰中患者如出现发绀、心率下降等缺氧症状时,应当立即停止吸痰,待症状缓解后再吸。

　（4）小儿吸痰时,吸痰管应细些,吸力要小(＜40.0 kPa)。

　（5）贮液瓶内液体不得超过2/3,以防损坏机器。

(高彩萍)

材料对照彩图

动脉穿刺术

目的

通过动脉穿刺获取动脉血标本用于动脉血相关指标的测定,主要用于动脉血气分析;有创动脉血压监测;进行专科检查或治疗,如冠状动脉造影或介入治疗的通道。

适应证

动脉血气、各种原因引起的呼吸功能障碍、体内酸碱平衡监测。

用物准备

口罩、帽子、注射盘、消毒用物、棉签、输液贴、动脉采血针(或2 mL注射器、肝素钠注射液、软木塞)、止血带、无菌干棉球罐、弯盘、动脉穿刺模拟手臂。

操作步骤

(1)准备:评估患者并解释,选择部位。

(2)定位:① 股动脉,穿刺侧下肢屈膝外展,穿刺部位在腹股沟韧带(髂前上棘与尺骨结节体表连线处)中点下方1～2 cm、股动脉搏动最强处。② 桡动脉,注意充分暴露穿刺部位皮肤,掌心向上,手腕下垂外展,于掌横纹上2～3 cm,动脉搏动最明显处定位。

(3)消毒:以穿刺点为中心,螺旋式由内向外消毒穿刺处皮肤2～3遍,消毒操作者食指、中指第一、第二段指节。

(4)穿刺:以消毒后的左手食指、中指分别在穿刺处两侧按压

184

护
理

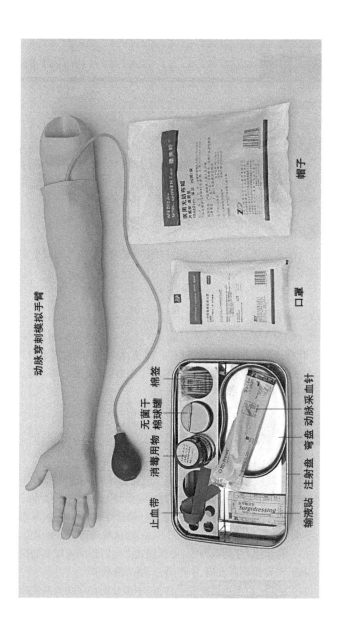

动脉穿刺模拟手臂

帽子

口罩

棉签

无菌干
棉球罐

消毒用物

止血带

动脉采血针

弯盘

注射盘

输液贴

固定；右手持注射器于两指间进针，股动脉穿刺方法为：垂直进针，桡动脉穿刺方法为：针头斜面向上，以30°～45°角进针。见鲜红色血液进入针筒后，抽取动脉血1～2 ml；快速拔出注射器，(同时按压穿刺部位5～10 min)；立即排尽针筒内空气、针头插入橡皮塞，轻柔摇匀、使抗凝剂与血液充分混匀；30 min内送检。

（5）观察：观察患者及穿刺部位，体位安置。

注意事项及操作要点

（1）穿刺结束后，注射器针头插入软木塞使动脉血与空气隔绝，以免影响检验结果。

（2）动脉穿刺部位除股(桡)动脉外，还可以选择桡(股)动脉、肱动脉。

（3）股动脉定位，穿刺侧下肢屈膝外展，穿刺部位在腹股沟韧带(髂前上棘与尺骨结节体表连线处)中点下方1～2 cm、股动脉搏动最明显处。股动脉内侧为股静脉，外侧为股神经。

（4）穿刺部位有感染为绝对禁忌证；观察患者的凝血功能，动作熟练，尽量减少穿刺时对动脉的损伤；避免误入静脉。

（孙克萍）

材料对照彩图

动脉穿刺术

穿脱隔离衣

目的

保护医护人员和患者,防止病原微生物散播,避免交叉感染。

适应证

(1)接触感染性疾病患者。

(2)在进行诊疗、护理操作时,可能受到患者血液、体液、分泌物、排泄物污染。

(3)对患者实行保护性隔离。

用物准备

口罩、帽子、皂液、无菌干手巾、无菌洗手刷,隔离衣、衣架,洗手池。

操作步骤

1. 穿隔离衣

(1)戴好口罩,取下手表、饰物,卷袖过肘。

(2)手持衣领从衣钩上取下隔离衣,清洁面向自己,将衣领的两端向衣领中央折齐,露出袖肩内口。

(3)右手持衣领,左手伸入袖内,右手同时向上拉,使左手露出来,举起手臂,将衣袖穿好;换左手持衣领,右手依上法穿好另一袖,同时抖动双手(一左二右三抖手)。

(4)两手持衣领,由领子中央顺着边缘向后扣好领扣。注意

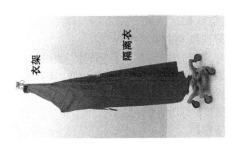

衣架　隔离衣

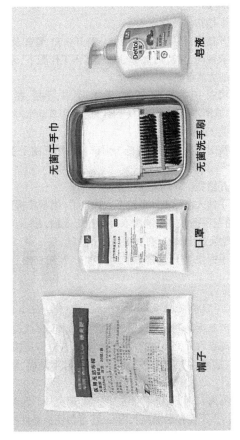

皂液　无菌干手巾　无菌洗手刷　口罩　帽子

穿脱隔离衣

避免袖口污染领子。

（5）系好袖扣、臂扣及肩扣。

（6）将隔离衣一边（约在腰下5cm处）腋中线拉住，然后渐向前拉，直到看到边缘，同法捏住另一侧边缘，双手在后面将边缘对齐，向一侧折叠，按住折叠处，另一手解开腰带活结，将腰带拉至背后交叉，回到腰前打活结系好。

（7）系下摆扣。

2. 脱隔离衣

（1）解下摆扣。

（2）解开腰带，在腰前打一活结。解开袖扣、臂扣及肩扣。

（3）将衣袖向上拉，肘部部分袖子塞入工作服下，暴露前臂及双手，便于刷洗消毒。

（4）消毒双手：按前臂、腕部、手背、手掌、手指、指缝、指尖顺序蘸肥皂水或消毒液刷洗，每只手刷30 s后用流动水冲净，再重复刷洗一次（共2 min）。

（5）冲洗时应注意腕部应低于肘部。再用无菌干手巾擦干手臂及双手。

（6）解开领扣。

（7）右手伸入左侧衣袖里拉下衣袖过手，甩手反折包住左手；再用遮盖的左手握住右手隔离衣外面拉下衣袖，甩下反折的左手袖口，双手轮换退出衣袖，在衣袖内对齐肩缝。

（8）双手握住领子，将隔离衣两边对齐，挂在衣钩上。

注意事项及操作要点

（1）隔离衣无潮湿无污染，长短要合适，须全部遮盖工作服。

（2）隔离衣每天更换，如有潮湿或污染，应立即更换。

（3）穿、脱隔离衣过程中避免污染衣领和清洁面，始终保持衣领的清洁。

（4）穿隔离衣时，领口不能触及面部，避免袖口污染领子。折叠隔离衣时，手不能接触隔离衣内面，注意勿使折叠处松散。

护理

（5）穿好隔离衣后，双臂保持在腰部以上，视线范围内；不得进入清洁区，接触清洁物品。

（6）冲洗时应注意腕部应低于肘部。

（7）洗净双手脱隔离衣时，右手不可接触隔离衣污染面。

（8）消毒手时不能沾湿隔离衣，隔离衣也不可触及其他物品。

（9）脱下的隔离衣，须挂在半污染区，清洁面向外；如挂在污染区，则污染面向外。

（童雯雯）

材料对照彩图

男 性 导 尿

目的

尿潴留引流尿液;留尿细菌培养;准确记录尿量;测量残余尿量;膀胱测压或造影;危重患者抢救。

适应证

(1)各种下尿路梗阻所致尿潴留。

(2)危重患者抢救。

(3)膀胱疾病予治疗。

用物准备

口罩、帽子、一次性导尿包(导尿管、消毒棉球、石蜡油棉球、20 mL注射器、无菌纱布、无菌手套、无菌洞巾、集尿袋)、一次性中单、男性导尿模型。

操作前准备

(1)戴好口罩、帽子,六步洗手法洗手。

(2)核对患者信息,向患者宣教操作内容,过程中可能有疼痛不适。拉上窗帘保护患者隐私。

(3)材料准备导尿包一个。

操作步骤

(1)操作前宣教:向患者宣教操作内容,过程中可能有疼痛不适。

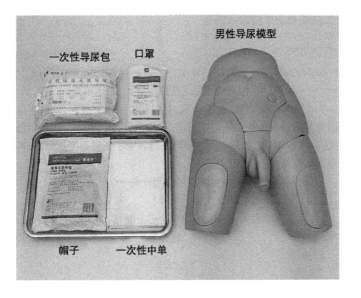

一次性导尿包　　口罩　　　　　男性导尿模型

帽子　　　一次性中单

　　(2)清洁外阴:依次消毒阴茎、阴囊,然后左手用无菌纱布裹住阴茎将包皮向后推,暴露尿道口。自尿道口向外后旋转擦拭尿道口、龟头及冠状沟2~3次(每只棉球限用1次)。若外阴分泌物较多,可协助患者先行清洗外阴后再行清洁。

　　(3)消毒外阴:戴无菌手套,铺无菌洞巾,将尿道外口露出。操作者用无菌纱布裹住阴茎并提起,使之与腹壁呈60°,将包皮向后退,暴露尿道口,依次消毒尿道口、龟头及冠状沟2~3次(每只棉球限用1次)。

　　(4)插导尿管(导尿术):右手用无菌镊子夹住涂无菌液状石蜡的导尿管端3~5 cm处缓缓插入尿道,插入尿道20~22 cm,见尿液流出后,再插入2 cm左右,导尿完毕后拔除。

　　(5)留置导尿:一般使用双腔气囊导尿管,插管一般可直接插至引流管分叉处,诸如无菌生理盐水15~20 mL,轻牵拉导尿管至有轻微阻力感即可。

　　(6)留置导尿后向患者宣教注意事项:多饮水,妥善固定导

男性导尿

管,避免暴力牵拉等。

注意事项及操作要点

(1)操作过程中严格按照无菌原则进行,防止感染。

(2)外生殖器涉及患者隐私,且过程可能略有痛苦,故检查前应充分向患者做好解释安抚工作,关闭门窗,保持室内温度,驱离无关人员,做好遮挡措施,动作轻柔,过程中不断言语安抚患者,体现人文关怀。

(3)阴茎牵拉角度,克服尿道生理弯曲。

(4)见尿不可立即打气囊。

(5)大量尿潴留不可一次性完全排空膀胱。

(温晓飞)

材料对照彩图

女 性 导 尿

目的

(1) 治疗、缓解尿潴留。

(2) 手术中或危重患者监测尿量。

(3) 下尿路手术后膀胱引流,神经性膀胱间歇导尿及膀胱内注射药物。

适应证

(1) 减轻尿潴留,使尿失禁患者保持会阴清洁干燥; 获得无污染的尿标本。

(2) 尿流动力学检查测定膀胱容量、压力、残余尿量; 留置保留导尿,危重患者监测尿量。

(3) 行膀胱检查,如膀胱造影; 膀胱内灌注药物进行治疗; 腹部及盆腔器官手术前准备。

(4) 膀胱尿道手术或损伤患者,放置导尿管促进切口愈合及功能恢复。

用物准备

口罩、帽子、一次性导尿包、一次性中单、女性导尿模型、屏风,必要时备碘伏溶液、肥皂水棉球。

操作前准备

1. 自身准备　洗手,戴口罩、帽子,头发、鼻孔不外露。

2. 核对　核对患者姓名、床号、腕带,解释导尿目的。

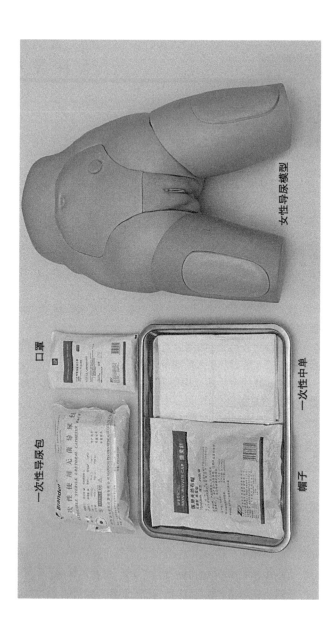

一次性导尿包　口罩　女性导尿模型

帽子　一次性中单

操作步骤

（1）患者臀部下铺中单，取仰卧位，两腿屈膝外展，注意保暖。用肥皂水棉球常规清洁外阴。

（2）取出导尿包内的外阴消毒包，左手戴手套，用碘伏棉球消毒外阴，阴阜，左、右大阴唇，左、右小阴唇，尿道外口，尿道口至肛门，7只棉球，自上而下，由外向内。

（3）打开导尿包。戴手套，铺洞巾（勿跨越无菌区），露出尿道口。

（4）检查包内物品，检查导尿管球囊是否漏气，润滑导尿管前端，导尿管末端用血管钳夹住，置于消毒弯盘内备用。

（5）再次消毒外阴，左手拇指、食指翻开小阴唇。自上而下，由内向外消毒，尿道口，左、右小阴唇，尿道口。

（6）向患者解释导尿管插入可能不适。右手持镊子将导尿管缓慢插入6～8 cm，松开血管钳，尿液流出。

（7）有尿液流出后，再插入7～10 cm，保证球囊完全在膀胱内。

（8）向球囊内注入生理盐水15～20 mL，慢慢向外牵引导尿管至有阻力感（气囊紧贴膀胱颈），导尿管末端连接集尿袋。

（9）询问患者感觉，固定集尿袋，整理床单位，记录尿量、色、性状。

注意事项及操作要点

（1）动作熟练、轻柔，操作中关注患者感受，体现人文关怀，职业素养。

（2）并发症包括尿道损伤、拔管困难、尿管阻塞、尿路感染。

（叶彤）

材料对照彩图

静 脉 输 液

目的

按照医嘱正确地为患者实施输液治疗。

适应证

(1) 纠正水、电解质失衡。

(2) 补充能量和水分。

(3) 输入药物,治疗疾病。

(4) 增加血容量,维持血压。

(5) 利尿消肿,降低颅内压。

用物准备

口罩、帽子、注射盘、弯盘、消毒用物、棉签、胶布、止血带、输液贴、静脉输液针、输液器、输液袋、注射器、注射液、静脉输液模拟手臂,输液架。

操作前准备

(1) 接到医嘱,双人核对无误后去病房评估患者。

(2) 评估患者

1) 询问、了解患者的身体状况。

2) 评估患者穿刺部位的皮肤、血管状况。备好输液架,嘱其去洗手间。

(3) 周围环境整洁明亮。

(4) 擦盘台车。

护

理

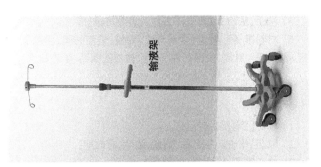

输液架

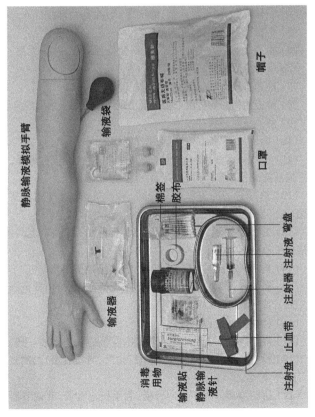

静脉输液模拟手臂

输液袋

帽子

口罩

棉签

胶布

弯盘

注射液

注射器

输液器

消毒用物

输液贴

静脉输液针

止血带

注射盘

（5）洗手,戴口罩（鼻孔不外露）,着装整洁。

（6）材料准备注射盘（含消毒液、棉签、输液贴膜、手部免洗消毒剂）、输液器、针筒、安瓿药液、砂轮、输液医嘱贴、生理盐水。

操作步骤

（1）核对医嘱及患者信息。

（2）取药,检查药物名称、剂量、浓度、有效期。

（3）检查安瓿、输液瓶（输液袋）。

（4）贴输液贴,消毒输液瓶（输液袋）、注射药物部位。

（5）再次核对药物,打开安瓿。

（6）检查针筒密封性,有效期,刻度是否清晰,针头无垢、无锈、无弯曲。

（7）抽药排气,注射药物。

（8）检查注射药物后溶液是否会出现混浊等配伍禁忌现象。

（9）两人核对药物并签字。

（10）插输液器,备好输液盘,推车入病房。

（11）采用语言法、视觉法核对患者床号、姓名,进行解释,并做好输液前准备工作（环境、患者）。

（12）选择合适的静脉避开硬结、瘢痕等部位,推输液架于床边。

（13）左手拿输液盘右手拿补液,输液盘放于床头柜上,补液直接挂于输液架上。

（14）排气,对光检查排气是否成功,如有气泡重新排气。

（15）备止血带距穿刺点6 cm,第一次消毒皮肤（消毒范围大于5 cm）,待干10～15 s。

（16）将输液贴呈备用状。

（17）扎止血带距穿刺点6 cm,第二次消毒皮肤,待干10～15 s。

（18）检查头皮针后,环形取出进行排气（直接脱帽）再次核对患者床号、姓名。

（19）进行穿刺。左手固定针柄,右手松止血带,开调节器并嘱咐患者松拳,贴贴膜,固定。

（20）调节滴速,再次核对并记录巡视卡,洗手。

（21）交代输液过程注意事项,安置患者舒适体位。

（22）拔针,先松贴膜,再关调节器,最后拔针。

注意事项及操作要点

（1）对长期输液的患者,应当注意保护和合理使用静脉。

（2）防止空气进入血管形成气栓,及时更换输液瓶,输液完毕后及时拔针。

（3）根据患者的年龄、病情、药物性质调节滴速。

（4）患者发生输液反应时,应当及时处理。

（5）检查输液袋时对角拿袋,对光检查。

（6）安瓿砂轮用棉球消毒后,将棉球垫于安瓿后扳开。

（7）针尖斜面与刻度相反,刻度清晰,针栓牢固。

（8）检查输液器时在包装袋内就将调节器关闭,撕开包装袋小口,将接头处挪出,插入输液带内。

（9）排气时注意不要将药液排出,皮条悬挂时注意接头处不要超过弯折处。

（陈爱娜）

材料对照彩图

静脉输液

静脉采血

目的

静脉采血的目的是采集、留取静脉血标本进行进一步的化验检查,为临床诊断与治疗提供依据。

用物准备

口罩、帽子、注射盘、弯盘、消毒用物、棉签、无菌干棉球罐、止血带、输液贴、采血针、真空采血管、静脉采血模拟手臂。

操作步骤

(1)询问:了解患者是否已按要求进行了采血前准备,如空腹等。评估、观察患者皮肤及血管充盈度、弹性等,选择采血部位(避开输液、输血的肢体)。

(2)准备用物:碘伏棉签、无菌干棉球、止血带、3 L输液贴、采血针、真空采血管。

(3)静脉采血过程:左手固定肢体及穿刺部位,穿刺点近心处扎止血带,消毒穿刺处皮肤2～3遍,与静脉走向呈30°,45°角进针,抽出暗红色血液至需要量,左手放松止血带,迅速拔出穿刺针,用无菌干棉球压迫止血,穿刺点覆盖敷料,标本送检。

注意事项及操作要点

(1)若患者正在进行静脉输液、输血,不宜在同侧手臂采血。

(2)在采血过程中,应当避免导致溶血的因素。

(3)需要抗凝的血标本,应将血液与抗凝剂混匀。

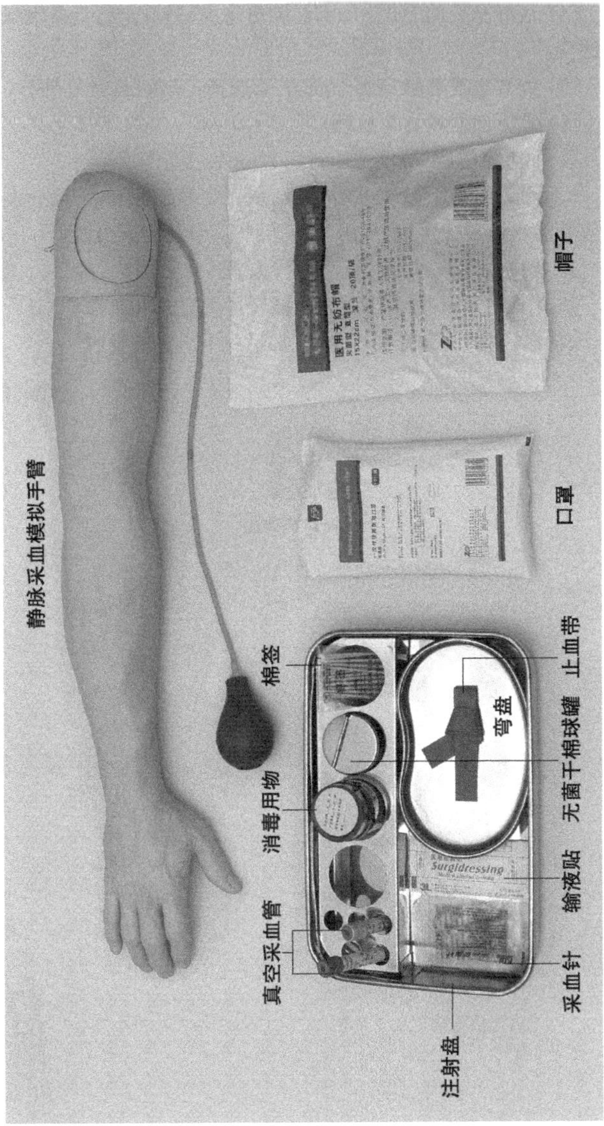

静脉采血模拟手臂

帽子

口罩

棉签

消毒用物

真空采血管

注射盘

无菌干棉球罐

弯盘

止血带

输液贴

采血针

（4）浅静脉炎的表现：局部红肿热痛，沿静脉走行呈条索状硬化改变。

（5）如数次浅静脉穿刺未成功，可选择：股静脉，颈外静脉。

（6）皮下出血预防与处理

1）抽血完毕后，棉签按压时间5 min以上。

2）上肢静脉抽血，如贵要静脉，肘正中静脉等，应协助病人脱去较紧的衣袖后抽血，避免影响静脉回流，引起皮下出血。

3）提高抽血技术，掌握正确进针方法。

如出现皮下出血，早期冷敷，减轻局部充血和出血。3 d后热敷，改善血液循环，减轻炎性水肿，加速皮下出血的吸收。

（沈莉敏）

材料对照彩图

静脉留置针

目的

(1) 减少静脉穿刺带来的心理和生理上痛苦和不适。

(2) 按药物浓度给予静脉药物治疗,保护血管多次穿刺带来的损害。

(3) 随时抢救危重患者。

适应证

(1) 长期静脉输液的患者。

(2) 输注刺激性较强药物的患者。

(3) 危重患者。

(4) 手术患者。

(5) 小儿及老年患者。

(6) 躁动及不合作的患者。

用物准备

口罩、帽子、治疗盘、弯盘、消毒用物、棉签、一次性静脉留置针、透明贴膜、胶布、生理盐水 100 mL、输液器、5 mL 注射器、止血带、静脉穿刺模拟手臂。

操作步骤

(1) 核对医嘱及患者信息。

(2) 核对医嘱和药物。

(3) 治疗室处于备用状态。

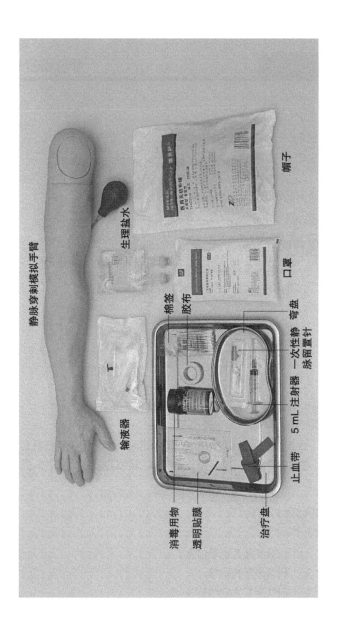

静脉穿刺模拟手臂

生理盐水

帽子

口罩

棉签

胶布

弯盘

一次性静脉留置针

5 mL 注射器

输液器

消毒用物

透明贴膜

治疗盘

止血带

护

理

（4）洗手戴口罩。

（5）检查输液袋。

（6）备好输液器和输液盘，推车入病房。

（7）核对患者床号姓名，进行解释，并做好输液前准备工作（环境、患者）。

（8）选择合适的静脉推输液架于床边。

（9）插输液器，左手拿输液盘右手拿补液，输液盘放于床头柜上，补液直接挂于输液架上，排气。

（10）第一次消毒皮肤，待干10～15 s。

（11）将输液贴呈备用状。

（12）第二次消毒皮肤，待干10～15 s。

（13）扎止血带，尾端向上，在穿刺点上方8～10 cm。扎止血带时间在40～120 s，松紧度适宜，以能放入2横指为宜。穿刺部位进行消毒，范围应＞8 cm，并反复2次消毒，嘱患者握拳，松动针芯。

（14）穿刺前进行转动针芯的原因

1）软管经过微波处理后管壁变薄，呈圆锥形。

2）导管的材质不变，在穿刺皮肤与组织时更为容易、顺利，不易劈叉，减少耗损，减轻痛苦。

3）处理后，软管与针芯紧密结合。因此，穿刺前一定要转动针芯，以便松管或拔针芯顺利，确保穿刺成功。选择粗直、血流丰富的血管，避开关节及静脉瓣。

（15）左手固定皮肤，右手拇指和食指持针翼使针尖斜面向上，于静脉的上方与皮肤呈10°～30°缓慢进针，见回血后降低角度，10°～15°继续进针1～2 mm，松开止血带，退针芯1～2 mm至外套管内，固定针芯慢慢将导管送入静脉内，防止外套管弯曲折断损伤血管，观察周围无渗血后拔出针芯。

（16）妥善固定，穿刺成功后将透明贴膜的中央对准穿刺点，无张力粘贴。具体步骤如下。

1）单手持膜、捏合导管座（塑型），以确保贴膜粘合导管，避免导管移动。

2）抚平整块贴膜，排除贴膜下空气，避免水汽集聚。

3）边撕边框边按压，减少周边翘起，同时将标记纸贴于导管座下端，U形固定，Y形接口勿压迫穿刺血管。

（17）正确封管，常用封管液为生理盐水250 mL+肝素钠0.4 mL。

（18）封管的技术

1）封管时应缓慢推注封管液，封管液推入过快、用力过猛使血管内压力剧增、管壁通透性增加，容易引起外渗、肿胀。

2）应用5 mL注射器脉冲式（推一下，停一下）推注封管液，剩0.5 mL后，靠近针座处夹紧小夹子，移除注射器。

3）输液过程中液体输入不畅时，首先应观察患者体位，观察导管是否扭曲打折，发现凝血块，切勿直接推入或用力挤压输液管，以防小凝血块挤入血循环而发生栓塞。

注意事项及操作要点

（1）使用静脉留置针进行输液时，应严格掌握无菌观念，严格执行无菌技术操作。留置针留置时间宜为3～4 d。如果穿刺部位无炎症，留置针回血良好，延长留置时间时，应每周更换透明贴膜2次，同时进行皮肤消毒，由内向外做圆周状消毒，保持足够的消毒时间，勿用手触摸穿刺部位，以防感染。针眼处红肿，局部有渗液，患者主诉穿刺处发痒等不适时应立即拔出。

（2）穿刺留置针应选择合适的注射部位，一般来说，能扎上肢，不扎下肢；能扎健侧，不扎患侧，因为下肢静脉瓣多，血流缓慢，以及局部血液循环不良会导致静脉炎等不良反应的发生。

（3）静脉留置针的留置时间一般以3～4 d为宜，太长可导致留置针机械损伤血管壁而形成血栓等不良反应。

（4）长期输注浓度较高、刺激性较强的药物时，应充分稀释，同时有计划地更换注射部位，保护血管。

（5）留置针封管应根据患者实际情况，套管的长度，选择适量封管液量。观察患者有无出血倾向，如皮肤黏膜有无出血点、瘀血斑，鼻腔、齿龈有无出血。

（6）保护好留置针肢体，尽量避免肢体下垂，以防止血液回流阻塞，每次输液前后检查穿刺部位和静脉走向有无红、肿、热、痛及静脉硬化情况，询问患者有无不适。

（7）穿刺失败必须更换新的留置针。

（8）透明贴膜中央对准穿刺点，贴膜保持无菌、干燥。

（9）留置针U形固定。

（10）观察穿刺处周围皮肤，如有渗血，渗液立即重新消毒，更换贴膜，必要时重新置管。

（11）贴膜上标注穿刺日期和更换贴膜日期。

（赵正楣）

材料对照彩图

附录　临床常用穿刺包清单

一、腹腔穿刺包

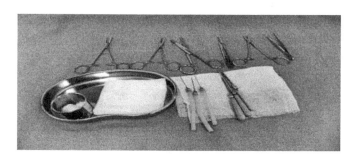

腹腔穿刺包（共18件）

序号	器械名称	数量（件）	序号	器械名称	数量（件）
1	腹穿针（大）	1	10	方巾	1
2	腹穿针（中）	1	11	弯16 cm血管钳	1
3	腹穿针（小）	1	12	组织镊12.5 cm	1
4	直14 cm血管钳	1	13	14 cm持针钳（无镀）	1
5	手术刀柄4#	1	14	9#针头接3寸皮条	1
6	手术剪刀14 cm（无镀）	1	15	12#针头接3寸皮条	1
7	8#针头接3寸皮条	1	16	小药杯	1
8	中号弯盘	1	17	棉球	1
9	纱布9 cm×10 cm	1	18	洞巾	1

材料对照彩图

二、胸腔穿刺包

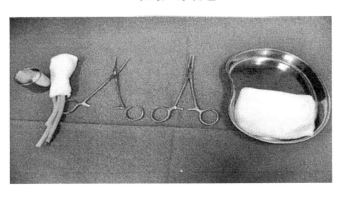

胸腔穿刺包（共 13 件）

序号	器械名称	数量 （件）	序号	器械名称	数量 （件）
1	直血管钳 16 cm	1	6	纱布 9 cm × 10 cm	2
2	弯血管钳 16 cm	1	7	中号弯盘	1
3	8#胸穿针接 3 寸皮条	1	8	洞巾	1
4	12#胸穿针接 3 寸皮条	1	9	小药杯	1
5	16#胸穿针接 3 寸皮条	1	10	棉球	3

材料对照彩图

三、腰椎穿刺包

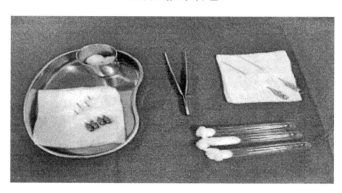

腰椎穿刺包（共 18 件）

序号	器械名称	数量（件）	序号	器械名称	数量（件）
1	腰穿针 7#	1	8	加盖试管	3
2	腰穿针 9#	1	9	敷料镊 12.5 cm	1
3	肌肉针 6#	1	10	小药杯	1
4	肌肉针 7#	1	11	棉球	3
5	肌肉针 8#	1	12	洞巾	1
6	肌肉针 9#	1	13	纱布 9 cm × 10 cm	2
7	小号弯盘	1			

材料对照彩图

四、骨髓穿刺包

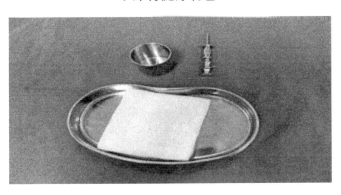

骨髓穿刺包（共 9 件）

序号	器械名称	数量（件）	序号	器械名称	数量（件）
1	骨髓穿刺针（成人）16#	1	4	小号弯盘	1
2	纱布 9 cm × 10 cm	2	5	小药杯	1
3	洞巾	1	6	棉球	3

材料对照彩图

五、缝 合 包

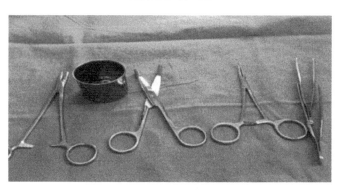

缝合包（共 9 件）

序号	器械名称	数量（件）	序号	器械名称	数量（件）
1	持针钳	1	5	组织镊 12.5 cm	1
2	S 手术剪刀 14 cm	1	6	洞巾	1
3	弯血管钳 14 cm	1	7	药杯	1
4	敷料镊 12.5 cm	1	8	纱布 9 cm × 10 cm	2

材料对照彩图

六、人工流产治疗包

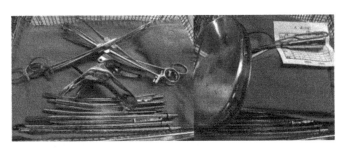

人工流产治疗包（共32件）

序号	器械名称	数量（件）	序号	器械名称	数量（件）
1	卵圆钳（26 cm有齿）	2	12	宫颈扩张器5#	1
2	卵圆钳（26 cm小眼）	1	13	宫颈扩张器5.5#	1
3	宫颈钳	1	14	宫颈扩张器6#	1
4	探针	1	15	宫颈扩张器6.5#	1
5	弯盘	1	16	宫颈扩张器7#	1
6	纱布9 cm × 10 cm	1	17	宫颈扩张器7.5#	1
7	长棉签	2	18	宫颈扩张器8#	1
8	窥阴器	1	19	宫颈扩张器8.5#	1
9	刮匙	1	20	吸头6#	1
10	纱结	9	21	吸头7#	1
11	中洞巾	1	22	吸头8#	1

材料对照彩图

七、小刮宫包

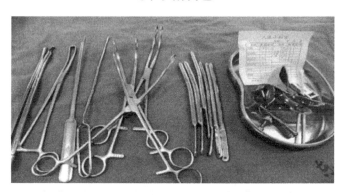

小刮宫包（共 **18** 件）

序号	器械名称	数量（件）	序号	器械名称	数量（件）
1	弯盘	1	9	扩阴器	1
2	宫颈钳	1	10	宫颈扩张器5#	1
3	探针	1	11	宫颈扩张器5.5#	1
4	吸引管6#	1	12	宫颈扩张器6#	1
5	吸引管7#	1	13	宫颈扩张器6.5#	1
6	卵圆钳	3	14	宫颈扩张器7#	1
7	刮匙	1	15	宫颈扩张器7.5#	1
8	长棉签	2			

材料对照彩图